減糖新生活，讓你抗老抗糖化

簡光廷
劉蕙毓
黃詩茜
合著

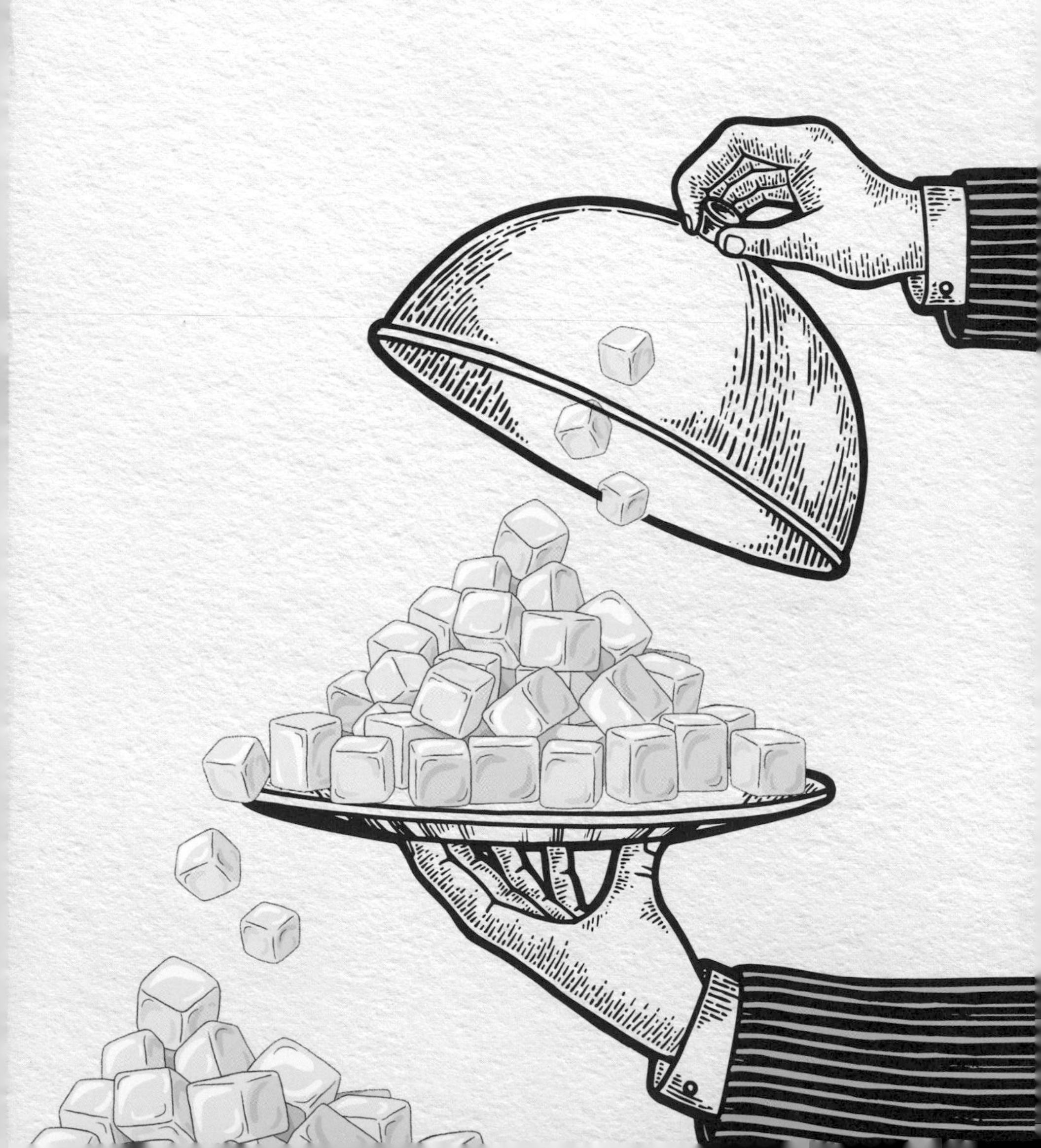

推薦序一

生活中減糖的議題，已存在許多年，無論是為了體態的調整，更甚到其他健康、慢性疾病的延伸問題，於公共衛生教育推廣上，近年更是大幅提升了國民的減糖健康觀念，有意識的發現糖在生活中的無所不在與影響。

糖是人體熱能最主要的來源，是身體所必須的東西；但同時它也會讓人發胖，無論需不需要減肥，吃太多糖不好的道理也是人人都懂。

這本書《減糖新生活，讓你抗老抗糖化 》用詼諧、簡潔的方式，輕鬆喚醒了民眾理解糖對身體的影響，很自然的反思起目前的習慣飲食和作息，發覺這一點一滴累積起來的選擇，正漸漸毒害自己的身體卻不自知。

書中舉出許多日常實例，如臺灣街坊隨處可見的手搖飲料店林立，來一杯冰涼甜蜜的飲料可以說是每一日的小確幸，從全糖、半糖、微糖到無糖，對喜愛甜分的人各種選擇皆有喜好，看完全書才能夠真正理解如何抉擇好的澱粉進行攝取，平衡飲食與身體的健康。

透過本書的探討與解析，吃進去的每一口糖都該賦予它意義，從中取得平衡，找回與糖的共存之道。

一味禁食、禁糖跟過度攝取，都是對人體沒有助益的，在本書中你將學習到更多人體與糖的連結與關係，作為人體不可或缺之物。

當然，糖，並非如此十惡不赦，當你拾起這本書時，就是開啟對糖與健康議題的了解和探討之路。徹底改變我們腦中的錯覺至關重要。與其將糖當成讓人快樂的仙丹，不如好好看清真相。

等你將這整本書看完，心態將全然改變，從此之後，只要見到含糖食物、澱粉類或加工過的碳水化合物，你不會因為吃不到而痛苦，反而會欣喜萬分，因為健康吃糖和聰明吃糖，鄭重推薦閱讀本書，帶你一同了解與透析其中的意涵與真相。

王孝慈 理事長
臺灣服務業發展協會副理事長
臺北市生物技術服務商業同業公會理事長

推薦序二

糖對人體是重要的，是大腦能量與身體熱量的重要來源。但是隨著物質生活的普及，各類民生消費品、含糖飲料的盛行，全世界都有必要開始認識、重視與面對糖分過多所帶來的危害。不論是高血壓、中風、糖尿病、洗腎、白內障與阿茲海默症等等，太多嚴重的慢性病都與糖脫離不了關係。過高的血糖，會持續侵犯包含感覺神經、運動神經、自律神經與中樞神經等不同部位，對人體健康造成的負面影響是非常顯著而值得重視的。

本書作者群們非常好地針對「糖」做了完整詳盡的介紹，而且內容用一般讀者都能輕鬆閱讀的方式撰寫，縱使是沒有相關基礎的讀者，也不會有任何的閱讀跟理解障礙。

第一部分先闡述糖化的基本概念，介紹血糖變化後人體對應的反應機制，清楚表述糖分的重要性（尤其是對大腦）之外，也介紹糖分過多的時候對人體所造成的破壞。一般社會大眾往往低估含糖飲料的危害，但至少心理上認知還是知道那是含糖飲料；但最常見的誤區，是以為自己不喝含糖飲料，就不會有糖分過量的問題，在這部分可以得到很好的正確認識。

第二部分則介紹糖過量對人體造成的傷害，包含且不僅限於肥胖、發炎、糖尿病、高血壓、腎臟病變，增加心血管疾病、腦中風的風險、視網膜病變、痛風、失智、失眠等，甚至還會造成老化與皮膚方面的負面影響，還有神經功能失常造成的性功能障礙、失智症等，甚至過高的血糖導致身體產生不可逆且有毒的糖化終產物（Advanced glycation end-product；AGEs），也間接與各種癌症都有相關。俗話說無知者無畏，相信讀者在讀到此處的時候，會更了解身邊隨手可見的含糖飲料，究竟對所有人的健康造成多大的危害。

本書第三部分介紹哪些營養素與植物性成分可幫助控制血糖。很多藥品最初也是來自於植物或者藥用植物，因此透過日常生活中攝取可以控制血糖的食物，可以減輕對藥物的依賴，這對於健康是很有幫助的。營養素最重要的是適量，任何營養素的過量都不是一件好事。這部分介紹了包含維生素、礦物質的基本知識外，針對其中如維生素B群、C、鉻（與耐糖因子Glucose Tolerance Factor；GTF有關）、鋅（與胰島素有關）、鈣（與胰島素、糖尿病有關）、鎂（與胰島素阻抗有關）、膳食纖維、植化素（phytochemicals，植物產生對人體有益的營養素，如多酚）等，都是屬於在日常生活中維繫健康的重要知識，也介紹了包含苦瓜胜肽、黃蓮、人蔘皂苷等對於調節血糖有幫助的特殊植化素。但這部分仍舊需要諮詢醫師、營養師的意見，獲得最適合自己的飲食模式，才是對健康跟病情最有利的方式。第四部分則是介紹全世界越來越普遍的糖上癮問題，介紹常見的各種糖的分類差異，如何才能盡量達到健康的均衡飲食，和近年風行的低GI飲食觀念。最後則是說明了整體正確的醫療觀念，讓我們能正確面對糖所帶來的問題、風險跟因應方式。

總體而言，本書能幫助讀者正確認識糖與糖化，了解相應的疾病是如何產生的，更有助於讀者能在日常生活進行預防與控制，可以藉此讓自己與家人朋友能活的更健康。我很願意跟大家推薦這一本書籍，希望它能對於人們日趨嚴重的各種疾病，產生更多積極且正面的影響。

徐明義 醫師
華育生殖醫學中心院長
臺北醫學大學醫學系婦產學科專任教授
世界中醫藥學會聯合會生殖醫學專業委員會／
第二屆理事會副會長

出版序：糖、糖化與疾病

珍珠奶茶，臺灣最具特色的飲食之一，這幾年間甚至瘋迷全世界，堪稱「臺灣之光」。現在的情況是，到處林立的手搖飲店，放眼所及是人手一杯。除此之外，便利超商、量販店、超市也販賣各式含糖飲料與碳酸飲料。不論是哪一種，經常只要一杯、一罐，裡面所含的糖分早就超過一天所建議的量，這裡還沒有包含常吃的蛋糕、餅乾、甜食等所含的糖分，如果真要仔細計算，所吃的糖早就爆量了。

我們說，糖尿病患是全身泡在糖水裡，依照含糖飲料氾濫的情況，可以說全世界都被含糖飲料給淹沒了。由於含糖飲料除了提供熱量，其他營養素含量非常少，且與肥胖、慢性疾病息息相關，對健康的影響非常巨大。世界衛生組織（WHO）也呼籲各國「限糖」：降低糖的攝取，強力建議糖攝取量少於每日總熱量的5%。

有鑑於此，世界各國開始了課「糖稅」的任務，例如，泰國、丹麥、匈牙利、墨西哥、美國（費城、西雅圖等大城市）、英國等便開始對含糖飲料課稅，希望能降低糖分的攝取。更希望透過糖稅的徵收，可以降低肥胖、糖尿病患與其他慢性疾病病患的人數。

這本書內容涵蓋了為什麼我們沒有糖不行？過量的糖（糖化）會讓身體變得多糟？……。很多讀者知道過量的糖對身體不好，但是又很難不碰糖，即使刻意不吃糖，在平常的飲食中也很難避免。怎麼辦？好好閱讀這本書，將會帶給讀者意想不到新觀念。

在本書裡並沒有引用艱澀的醫學理論探討營養與醫學相關的領域，因為這對讀者的日常生活沒有幫助。相反的，以淺顯易懂的方式談論「觀念-前因後果」，輔以生活化的例子說明整個來龍去脈，觀念清楚了，未來對於身體任何狀況也較能一手掌握。

經常閱讀醫藥文章的讀者都有了營養、醫學的許多片段知識，這本書把大家已經具備的知識串聯在一起，仔細閱讀，讓自己擁有全面性知識也同時擁有健康。

目錄

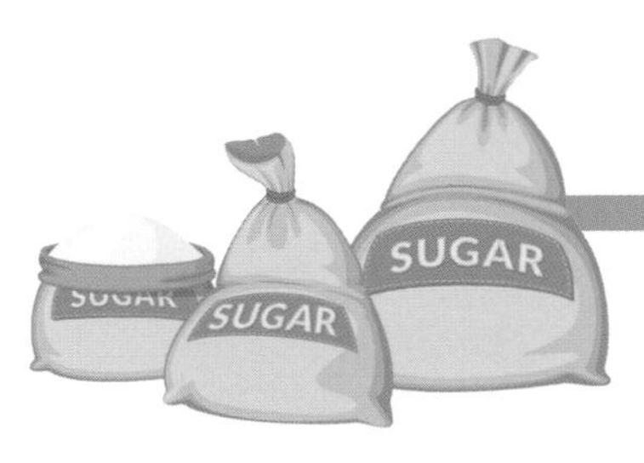

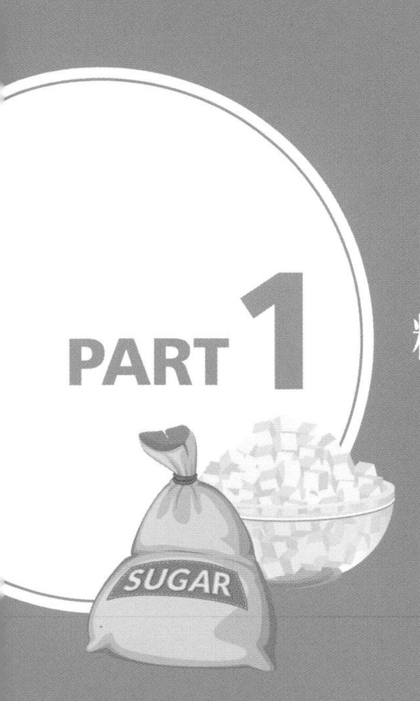

PART 1

糖化，到底發生了什麼事？
「糖」產生了「化學變化」

說到「糖化」（Glycation），這個名詞對很多讀者而言會比較陌生。跟糖有關的，大家比較熟悉的是「甜」：珍奶要半糖、水果很甜、蛋糕很甜、冰淇淋很甜很好吃等等……至於疾病，「糖尿病」這個名詞裡也有糖，當然跟糖有關（糖尿病患者的尿也是甜、會長螞蟻的）。那麼，糖化跟糖尿病有關嗎？有的，糖化跟很多慢性疾病都有關係。在講到糖和慢性疾病的關係之前，我們先來了解什麼是「糖化」。

「糖化」是蝦密碗糕？

「糖化」字面上的意義，就是**「糖」產生了「化學變化」**。跟誰產生化學變化？

被我們吃進來、吸收，在體內流竄的葡萄糖和蛋白質結合、經過多重化學反應之後，最後出現了**完全不能被逆轉回來**的化學物質。這個無法被逆轉、最後的化學物質就稱為「糖化終產物（Advanced glycation end-product；AGEs）」。而這**整個漫長的過程，就稱為「糖化」反應**（詳見下圖）。

看到沒？AGEs這個縮寫最後面的「s」，表示糖化終產物是複數、有很多種。人體內有很多種蛋白質，糖跟不同的蛋白質結合後，最後出現的糖化終產物也不同，可能產生的慢性疾病也不相同，這個我們晚一點會在PART 2跟大家一一解釋。先看下面這張簡圖，AGEs是這樣產生的：

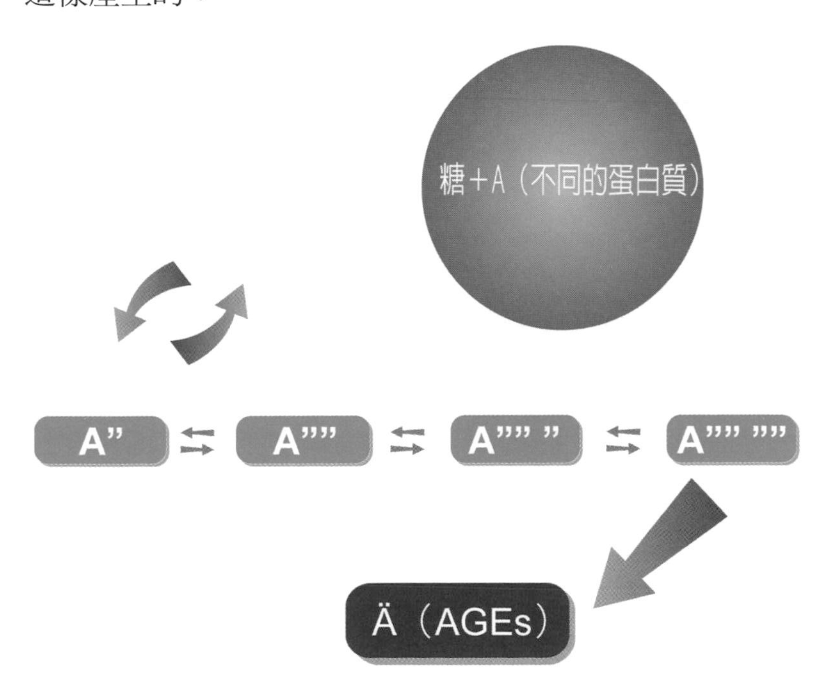

這個蛋白質A，先變成A”、A””，最後變成Ä。最後的Ä和原來的A已經不同。意思是，A已經失去了原來的結構（Ä和A長的不一樣），也可能失去它部分（或全部）的功能。如果這個蛋白質是膠原蛋白，那就表示，被糖化後的膠原蛋白變形了，失去支撐的功能，皮膚就鬆了、皺了。而胰島素被糖化後，調節血糖的能力會下降。

圖中「⇄」（雙箭頭）表示，在變成Ä之前，化學反應可能往左、或往右移動，是雙向的、是可逆的，只要沒變成Ä之前都可以回復到A的狀態。而「→」單箭頭的意思很明白，只能單方向移動，不能回頭。

至於醫學、營養學書籍上定義所謂的糖化（Glycation）：是指在沒有「酶」（non-enzymatic）的催化下，糖分子與蛋白質產生「連結反應」（亦即化學反應）。

這部分我們要說明一下何謂《沒有「酶」（non-enzymatic）催化》。身體內大部分的化學反應都有「酶」（酶就是酵素）參與。有酶，化學反應的速度會快很多。但身體的正常生理運作，並沒有針對「糖化」

生產出相對應酵素的基因，換言之，**身體不會浪費資源幫忙毫無用處「糖化」加速進行**。這就是為什麼「糖化」速度很慢，慢到讓人體毫無知覺，慢慢累積，等到慢性疾病出現了，才發現大事不妙。

「不吃糖」死得更快

體內只要有糖，糖化反應一定會發生，有血糖的地方都可能產生糖化終產物。血糖越高，糖化終產物就堆積越多。**糖化終產物是沒有用處的廢物，而且會在身體每個地方慢慢堆積成團塊**。AGEs對人體不好，不過人體內也有相對應的辦法可以減少AGEs的生成，甚至清除已經形成的AGEs。例如，人體的抗氧化系統、人體清道夫（巨噬細胞）等，只是，當AGEs累積的速度大於被清除的速度，不同的慢性疾病就會出現。

肯定有人會說，**只要「不吃糖」不就解決了嗎？**是的。但是不吃糖，身體會出現其他的更嚴重的問題，因為很不幸的，人體需要糖才能運作，尤其是腦袋，沒有糖就掛掉了。

「不吃糖」不但無法解決問題，還死得更快（想想，血糖太低是不是會造成昏迷、死亡）！

那怎麼辦？

撇開低血糖的問題，如果說，**糖化終產物=糖毒素**，既然避免不了，那麼我們最該做的就是「解毒」：**控制糖化反應（記得雙箭頭）**與**減少糖化終產物的累積**，才是減輕糖化終產物對身體造成不利影響的好方法。

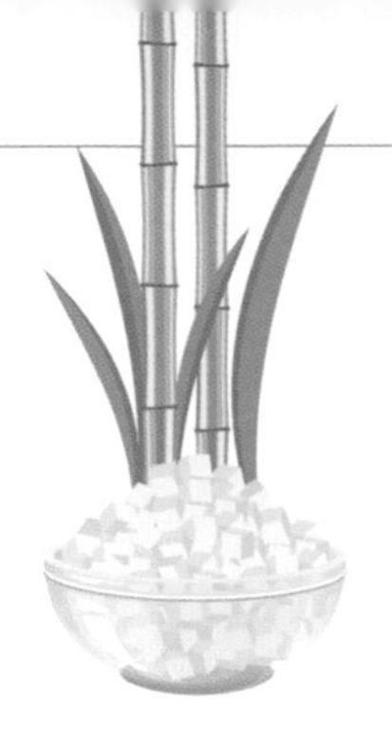

沒有糖不行，太多也不行

沒有糖不行，太多也不行。那麼我們身體又是如何調節血糖的濃度呢？當血糖濃度太高，必須「降」血糖，那**多出來的血糖跑去哪？**血糖太低，必須把血糖「升高」，這些**血糖又是從哪跑出來的？**

我們身體裡可以降血糖的荷爾蒙只有1種（胰島素），而可以升高血糖的荷爾蒙有5種（升糖素、腎上腺素、生長激素、甲狀腺素、腎上腺皮質素）。就人類演化觀點而言，這代表過去的人類很少吃到過量的糖，卻經常處在糖分不足的狀態下。在那個時候，降糖沒這麼重要，因為很少機會可以吃到過量的糖，一種降糖荷爾蒙就綽綽有餘；而升糖很重要，所以需要5種升糖荷爾蒙，畢竟沒有糖，人就會掛。

人類全年都能吃到大量的糖，也不過就這幾百年的事情，在這麼短短的幾百年間就從食物匱乏到飲食過剩，基因演化的速度沒有這麼快。**一個「性狀」的演化**（例如，體內要產生另外一種類似胰島素這種降糖的荷爾蒙），**大概要好幾萬年**。所以，當讀者在閱讀這本書時，你是沒有機會獲得另一個「降糖基因」。沒有意外的話（你的基因沒有突變），你的降糖基因只有一組，怎麼辦？別想太多了，好好控制糖分的攝取才是上策。

看看現在，只要開一瓶汽水或吃個冰淇淋，糖分可能就過量。現代人對糖的攝取跟以前人類相比，容易太多了。但是**現代人有比以前四處找糖時期的人類健康嗎？**有人一定會說，現代人的壽命比較長。沒錯，那是因為現代醫療很先進。

這幾年，讀者應該常在新聞看到許多國家的「禁糖令」，例如，對糖課稅、學校和醫院自動販賣機不賣含糖飲料……等等。

因為如果無限制的放任糖分攝取，高血糖將會成為常態，如果糖尿病繼續惡化，國家、個人都需要付出更高的醫療代價；而文章一開始就提到的「糖化」反應就會越來越多，人就會老得越快。這裡的老，不只是皮膚的皺紋、鬆弛，更是體內各器官組織退化、病痛的來源之一。

1-1　糖這麼重要，不是因為它很甜很好吃

適量吃糖有利人體健康。記得，是「適量」。因為糖既是人體最經濟、**最安全的能量來源**，又是**人體重要的結構物質**，它有無可取代的地位。

「葡萄糖」是身體主要的能量來源，每一公克提供4大卡熱量。當血糖充足，人體會優先採用它作為能量的來源。**尤其是神經細胞（特別是大腦），幾乎只「吃」葡萄糖**，這是其他形式的能量（胺基酸、脂肪酸）所無法替代的。**為了維持腦與神經系統獲得充足的葡萄糖，必需維持血糖濃度**。前面提過，低血糖會造成昏迷、死亡！這個現象大家並不陌生。現在讀者應該知道了，**沒有糖是萬萬不行**。

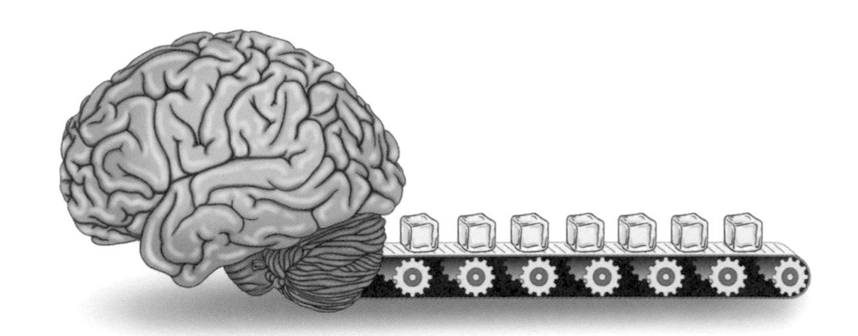

最近的一項研究發現，糖可能有助於改善老年人的記憶力和表現（還記得嗎？腦神經細胞只吃糖）。攝取糖分讓老年人更積極、頭腦更清晰地去全力完成困難的任務。

當糖不足，許多細胞會改用「脂肪酸」作為主要能量來源，體內的脂肪酸就會被分解來替代葡萄糖作為能量供應。但是，**脂肪酸的氧化代謝仍然需要少量的葡萄糖**，如果沒有葡萄糖，**脂肪酸會氧化不全產生「中間產物」**，這些中間產物統稱「酮體」（Ketone bodies）。如果酮體大量堆積在體內，恐會造成「酮酸中毒」。**目前流行的「生酮飲食」，三餐的醣類只占飲食的5%甚至更少，也是類似的概念：想要燃燒脂肪，以利減肥。**

糖還扮演其他重要角色。例如，糖與體內的其他蛋白質結合，組成**糖蛋白類**（glycoproteins）以及**蛋白醣類**（proteoglycans），糖可作為酵素、抗體、激素等**分子結構（甚至是組織結構）的一部分**，對生理功能十分重要。少了糖，這些分子不完整，也不會有活性。不論是結構或功能，人體都會有缺陷。

「葡萄糖」真的很重要，但千萬不要因為想要給身體足夠的「葡萄糖」，就多吃「簡單的糖」（指的是單醣或雙醣），因為身體很快就能消化、吸收，這會讓「血糖」突然飆高。當**血糖上升越快，胰臟必須分泌更多的胰島素，工作量太多、甚至加班，對胰臟是很大的負擔**。長期下來，當胰臟累掛了或罷工，就再也無法好好處理飆高的血糖，這時就成了糖尿病。而且前面說過，血糖經常太高，「糖化」會越嚴重。

雖然我們真的需要「糖」，但是，**請讓身體「慢慢」得到這些糖**。要怎麼樣慢慢來？就是吃存在於全穀根莖類如糙米、地瓜、馬鈴薯裡的澱粉。這些**「原型澱粉」**（相對於精緻澱粉，如白飯、麵條、蛋糕、餅乾等）被消化、吸收的速度比較慢，血糖上升的速度就會很緩和的，胰臟就不必忙著分泌胰島素、忙著工作。

1-2 血糖太低太高都不行——升糖素、腎上腺素與降糖素（胰島素）

有沒有想過，我們吃進來的東西，經過消化吸收之後，跑去哪？給身體用。比較明確的說是，給細胞用。我們吸收進來的糖，主要是給細胞吃的，就像燃煤發電，要有煤炭燃燒才能發電，燈泡才會亮；**細胞吃糖也是用來發電**，這個電就是ATP（能量的一種，細胞專用），每個細胞都需要ATP，不然就不會動了，例如，肌肉細胞不收縮，你就無法走路、手無法拿東西。

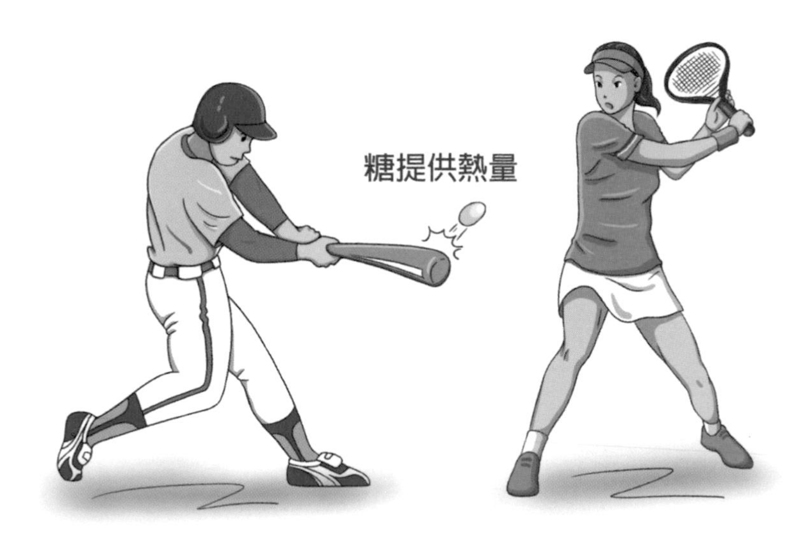

工作要吃飯，不工作也要吃飯，因為你還是會呼吸、有心跳。光是每天因應基礎代謝所需要的，都逼得人必須去吃飯。細胞也一樣，它們也要「吃飯」，只是細胞吃的是葡萄糖，所以我們需要吃糖（血糖）。

血糖主要來自我們的食物

吃飯→醣類食物（單醣、雙醣、多醣）→消化成葡萄糖→被吸收進入血液→血液中糖分很多、濃度很高（血糖升高）→胰臟分泌胰島素→糖進入細胞給細胞發電用＋以肝醣形式儲存在肌肉、肝臟（就像把現金存入銀行）＋以脂肪形式儲存→血糖慢慢下降。

胰島素促使細胞吸收葡萄糖

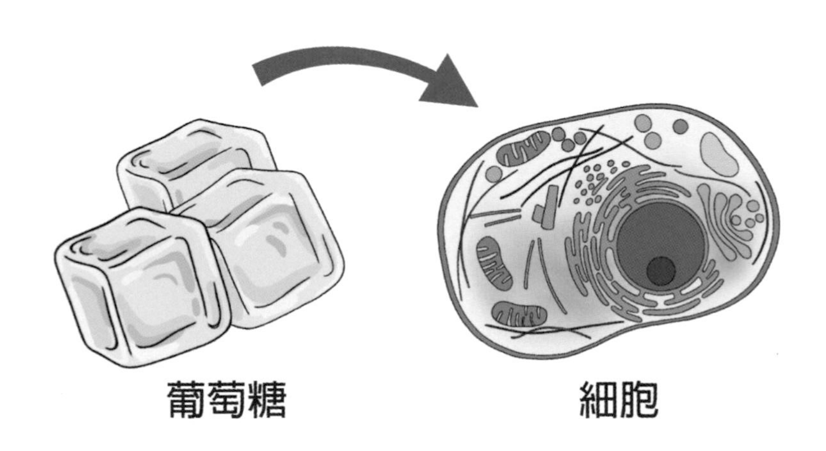

細胞利用葡萄糖發電→耗掉葡萄糖→血中的糖繼續進入細胞→消耗掉→血糖降低到一定程度→胰臟分泌升糖素→釋放肝臟、肌肉的肝醣（**現金不夠，從銀行提領存款**）或**糖質新生**（把其他原料如：**脂肪酸轉變成葡萄糖**）→血糖升高→繼續供給細胞發電用→血糖繼續降低→通知大腦，餓了，該吃飯。

胰島素與升糖素是維持血糖平衡的兩大主要支柱。

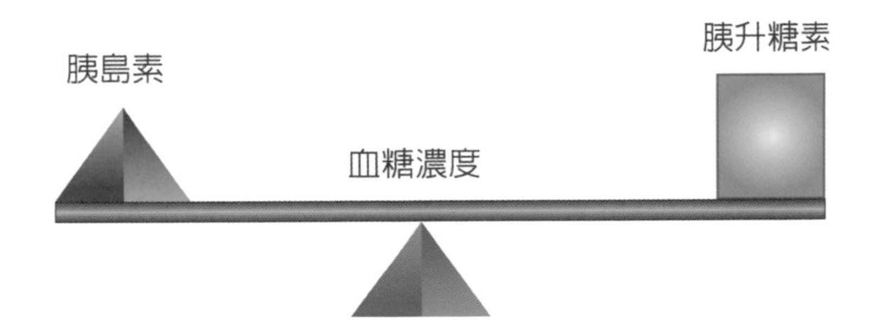

糖尿病是這樣產生的

胰島素負責把糖帶進細胞，讓細胞利用糖。如果胰島素不夠，葡萄糖就沒有辦法進入細胞供給細胞發電，也無法儲存到肝臟或肌肉組織，糖就會一直在血管裡流動。血流經過的地方都有糖，**全身都會被迫泡在糖水裡。組織細胞長期泡在糖水裡會壞死，引起各種併發症**

（例如，截肢）。

這些血中的糖也會跟著血液流經腎臟做廢物過濾處理，廢物排掉，養分要重新回收。但是血糖太多，多到根本來不及回收，所以糖跟著廢物一起排到尿裡，因此才稱為糖尿病。

糖尿病真正的意義，**不在於尿裡有糖，而在於全身都泡在糖水裡**，關鍵因素是因為胰島素的功能無法發揮作用。

血糖不是越低越好

但是血糖也不是愈低愈好，還記得嗎？腦細胞只吃糖，沒有糖可以吃，會出現心悸、手抖、盜汗等症狀，甚至昏迷、死亡。

肯定有人想問，糖尿病不是因為血糖太高嗎？怎麼還會血糖太低？剛才說過的，糖分會隨尿液排出，排得太多、太快，以致於血糖變少，腦細胞沒得吃了（其他細胞可以利用胺基酸或者脂肪酸當作能量。）

血糖濃度不足，除了有**升糖素可以幫助血糖升高，腎上腺素的分泌量增加，也能促使肝醣分解為葡萄糖，**

釋放到血液裡，補充血糖含量。

血糖過高對身體不好，但不會有立即的危險性，可是低血糖可能立即致命。我們在CHAPTER 1一開始的時候就提到，身體裡可以降血糖的荷爾蒙只有1種（胰島素），而可以升高血糖的荷爾蒙有5種（升糖素、腎上腺素、生長激素、甲狀腺素、腎上腺皮質素）。

那麼，保命的這5種荷爾蒙是如何運作的？又是如何和胰島素調節血糖呢？

胰島素會降血糖：

1、當血糖下降到正常值，**減少胰島素的分泌**是預防低血糖的第一步。

2、若血糖繼續下降，胰臟會**分泌升糖素**，促進肝醣分解或糖質新生。這是預防低血糖的第二步。

3、如果升糖素分泌不足，**腎上腺素就會分泌**，這是生理預防低血糖的第三步。（有足夠的升糖素時，就不需要腎上腺素）

4、生長激素和腎上腺皮質素是生理預防低血糖的第四步。但它們不是主力的荷爾蒙。

所以我們把血糖調節的荷爾蒙整理如下：

激素（荷爾蒙）	分泌部位	對血糖的影響
胰島素	胰臟	降低血糖
升糖素	胰臟	升高血糖
腎上腺素	腎上腺	升高血糖

代謝正常的人，身體會根據血糖中葡萄糖的濃度分泌胰島素、升糖素或者腎上腺素等，透過這些荷爾蒙的調節，將血糖維持在正常範圍內。

1-3 搞清楚胰島素缺乏（不夠）、胰島素抗性、胰島素「糖化」

在前面章節，我們提到胰島素可以降血糖。那麼，胰島素是如何降血糖？

這麼說好了，**胰島素就好比「鑰匙」**，**細胞有個地方就像是門上的「鎖」（專有名詞：接受器，receptor）**。葡萄糖要能夠順利進入細胞必需要有個條件：鑰匙和鎖必須相吻合，門才能被鑰匙打開，**葡萄糖才能進入細胞，供細胞使用**。

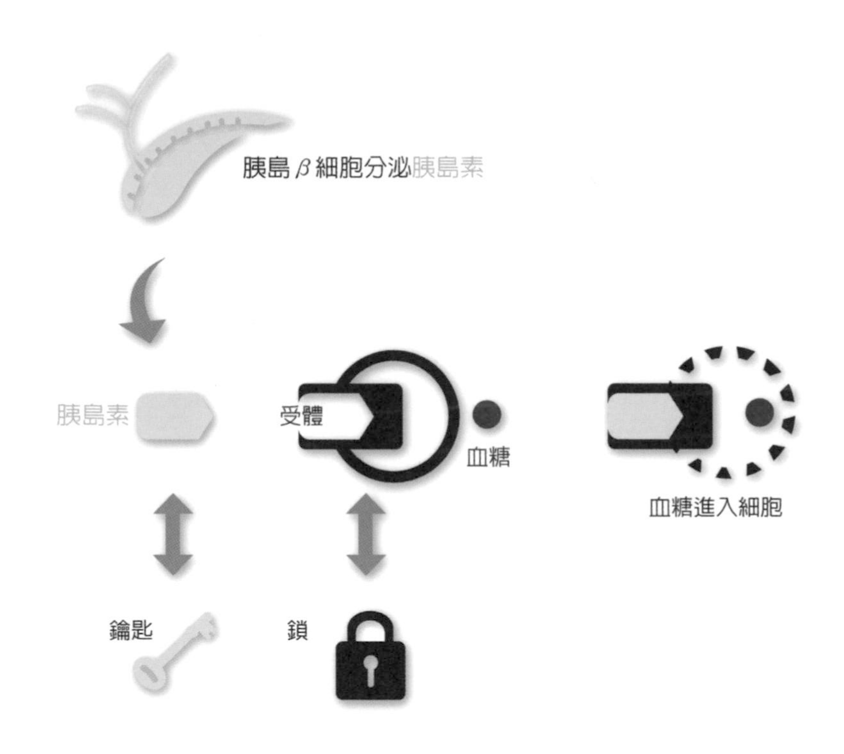

生活給我們的經驗，「錯的鑰匙」絕對打不開門、沒有鑰匙肯定打不開。然而胰島素這把「鑰匙」，從一出生就是配好的，不會是錯的鑰匙。**「沒有足夠的鑰匙」無法打開每個細胞的門鎖、「生鏽的鎖」也可能無法被打開**。無論是哪一種，葡萄糖都沒法順利進入細胞，就會累積在血液中造成高血糖。

胰島素會是必需品，那麼它為何會失靈？

習慣搜尋資料的人都會發現，大部分跟糖尿病有關的文章，通常把糖尿病分為第1型糖尿病、第2型糖尿病、妊娠型糖尿病等。看似寫得很清楚，讀者但看完之後，真的有搞清楚這幾型糖尿病真正的差異嗎？以年紀分類？各年齡層都可能發生第1型或第2型。哪一型會永遠依賴胰島素？第1型或第2型都有可能必須永遠依賴胰島素。但我們先不用這分類法。

如果我們不要以醫學上的糖尿病分類法（第1型糖尿病、第2型糖尿病、妊娠型糖尿病、其他類型），而以胰島素本身狀況分類，讀者可能更容易了解。胰島素失靈可以分成以下幾種狀況，鑰匙不夠（或完全沒有）以及鎖頭生鏽（鑰匙變形）。

「鑰匙」不夠、沒有「鑰匙」

意思是胰島素不夠、甚至沒有胰島素。

根據醫學上的分類，第1型糖尿病，遺傳被認為是原因之一，但是機率較小，一般不會把遺傳列為主要因素。其中被認為最可能的原因是生了特定的疾病（免疫系統異常），自己的免疫系統會攻擊製造胰島素的細胞，**導致胰臟無法生產足夠的胰島素，到最後可能完全無法生產胰島素**。沒有胰島素（鑰匙），門就無法打開，葡萄糖就無法進入細胞。以前認為，這一型出現時，年紀通常比較小，甚至可能發生在幼兒身上。不過依照統計，這一型在各種年齡層都可能發生。

醫學上第2型糖尿病，遺傳因素（比第1型重要）與後天（年齡、飲食、運動……）因素都被認為是導致胰島素不足、甚至缺乏的重要因素。這類型的糖尿病通常發生在年紀較大的人身上，但是由於現代人營養過剩，導致有年輕化的趨勢。

不論是何種原因導致胰島素這把「鑰匙」不足或者完全沒有胰島素，**這一類的糖尿病到最後都可能要終生倚靠外來的胰島素（服藥或打針）**。回顧一下，腦細胞只能吃葡萄糖當成唯一的能量來源，如果腦細胞在胰島素缺乏下，葡萄糖無法進入腦細胞，可能造成永久損傷。**醫學上第1型糖尿病、第2型糖尿病都有可能出現胰島素不足或缺乏狀況，必須終生倚賴外來的胰島素。**

胰島素抗性

為什麼會對胰島素產生抗拒？**因為糖吃太多了。**

說到糖尿病的發生，除了前面提過的第1型，因為免疫細胞攻擊胰臟細胞（或基因變異）導致無法製造足夠的胰島素。而第2型的糖尿病，大都是「吃出來」的，且隨時間的累積，年紀愈大發生機率愈高。

我們也都知道，除非是遺傳疾病，所有的慢性病都是累積出來的，糖尿病也是。胰島素從功能正常→→→→到無法調節血糖的狀況發生（發生糖尿病），中間有一段漫長的時間，這個過程目前的醫學稱之為「胰島素抗性或胰島素阻抗」（Insulin Resistance；IR）。

表面看，「胰島素抗性」的抗性是「抵抗、反抗」的意思。醫學上的解釋是，**人體細胞對胰島素的「敏感性降低」**，血液的葡萄糖沒有辦法順利進入細胞。而身體為了讓細胞對胰島素可以「更有感知」，所以分泌更多的胰島素（所謂的補償反應）。

舉個例子說，我今天輕輕拍打你一下，你會立刻知道有人在拍打你，很快就有反應。當我常常拍打你，你是知道的，但你的反應已經不會像第一次拍打那麼激烈。當你已經習慣這個力道，甚至有時候根本感覺不到有人在拍你。到最後，我必須加重力道拍打你，你可能完全不想理我，甚至乾脆翻臉走人。

胰島素的補償分泌也是類似的概念。**長期下來，把製造胰島素的胰臟細胞累壞、累死了，於是胰臟細胞罷工、宣告停止工作！**

為什麼會有胰島素的補償性分泌？

如果你每天吃的都很正常，正常情況下，胰島素的作用會正常、平順，細胞只要少量的胰島素就會有很好的反應，血糖很快就能進入細胞，供細胞使用。

但是如果你經常大吃大喝、經常吃含糖零食飲料、經常喝酒吃宵夜等等，胰臟細胞就需要拚命工作、不斷加班，才能把糖趕進細胞裡。經常吃太多的糖，糖不斷的進入細胞內，細胞一時也用不了那麼多，糖也等於把細胞塞滿了，這時候即使有更多的胰島素不斷地要求開門，細胞也會拒絕開門。

1、在正常的日子裡，胰島素信差挨家挨戶送葡萄糖，細胞居民們很樂意簽收。當胰島素來敲門，細胞立刻開門接收葡萄糖，一切都這麼的和諧、美好、順利。這是細胞對胰島素敏感度正常時，細胞會有的反應。
2、突然，血液裡多了好多葡萄糖，胰島素信差工作量多了起來，拼命遞送葡萄糖給細胞，每個細胞也多接收了好多葡萄糖。
3、一開始還好，就多收一點吧！漸漸的，送來葡萄糖的數量超出了細胞肚子容量。肚子快爆掉了。
4、當胰島素信差再來敲門時，細胞就不太願意再接受更多的葡萄糖。血糖慢慢升高。
5、於是人體想出一個辦法，製造更多的胰島素信差來送貨。
6、大街小巷都是胰島素信差在跑，而每個細胞卻死不開門。血液中的葡萄糖氾濫成災。
7、細胞對來敲門的胰島素信差裝聾作啞，這就是胰島素抗性。

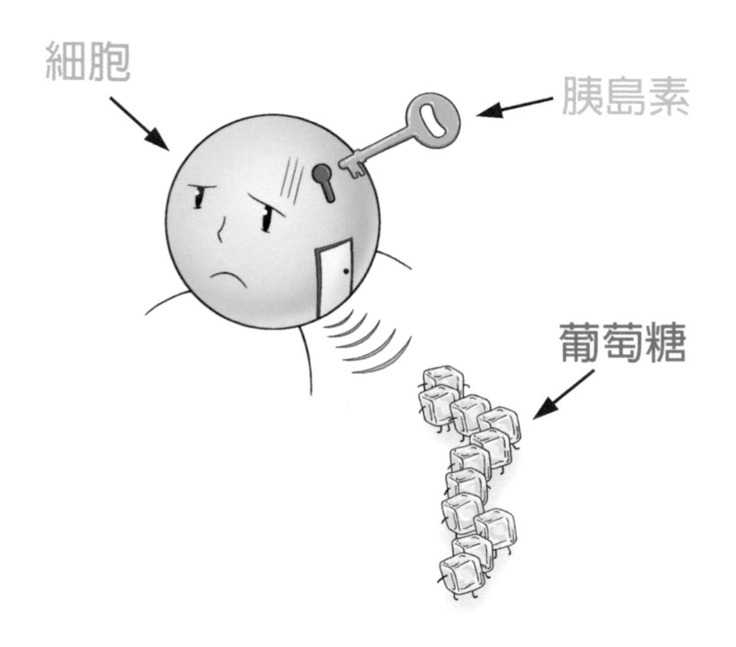

2015年，著名糖尿病期刊（Diabetes）上有一篇文章對胰島素抗性卻有另外一番見解。作者克里斯多夫・諾蘭（Christopher J. Nolan）認為，**胰島素抗性其實不是壞事，它是細胞在保護自己。**身體細胞可以使用適量的養分（葡萄糖、脂肪酸等）。細胞內養分濃度太高，就會對細胞產生毒性。

這說明，利用更多的胰島素處理血糖並不是好主意，這等於在破壞細胞的防衛機制，強迫細胞們承受過量養分還有隨之而來的毒性。

*註解：https://diabetes.diabetesjournals.org/content/64/3/673.abstract

對於糖有沒有毒性這件事，我們可以討論一下。在我們的食品加工業，經常可以看見「鹽漬」、「糖漬」食品。

原理是使用大量的鹽（氯化鈉）以及糖（蔗糖），透過簡單的滲透作用，造成水從食物中移到外面，而鹽或糖則滲入食物內部，使食物脫水，進而抑制微生物的生長（微生物沒有水無法生存，脫水也會死掉），以達到長期保存食物的目的。

大量的糖會「毒害」微生物，大量的葡萄糖對人體也會造成不良的影響。

胰島素補償性分泌的最壞結果，就是胰臟罷工擺爛不製造胰島素

雖然有胰島素抗性，但仔細分析，胰臟分泌胰島素的細胞沒有被破壞，甚至通常還可以分泌出足量的胰島素，只是細胞不理會胰島素（對胰島素敏感度降低）。**胰島素工作效率降低，是公認的第2型糖尿病發病的基礎之一**。

接續前面細胞居民的故事。當細胞居民拒絕接收過多的葡萄糖，導致葡萄糖氾濫成災時，不應該是製造更多的胰島素強迫細胞接收葡萄糖（太多葡萄糖有毒），而是應該從源頭管控：為什麼會有過量的葡萄糖。一定是吃太多了。

長期下來，只會把製造胰島素的胰臟細胞累壞、累死了，於是胰臟罷工、不幹了。因此，在胰臟還沒罷工之前，應該檢討、調整自己的飲食、生活方式，**少吃、減肥、多運動消耗糖分，才是最根本之道。**

如果我們能改善胰島素抗性，很大程度上可以緩解糖尿病，甚至逆轉初期的糖尿病。

「鑰匙變形」、「鎖頭生鏽」

前面說明過，胰島素是可以打開細胞大門的鑰匙，讓血糖進入細胞供細胞發電用。假如鑰匙數量足夠，但是卻也開不了鎖、開不了門！這可能有2種情況：「鑰匙生鏽、變形」、「鎖頭鈍化」，即使可以打開門，也不會很順利，會「卡卡的」。

鐵＋氧＝氧化鐵＝銹，一種氧化反應。

「生鏽」是胰島素本身「糖化」的一種形容，這把鑰匙看起來好像還是一樣，但是鏽蝕讓它跟原來晶亮的品質已經有所不同。表面遭到氧化的鏽（糖化），會造成胰島素的功能受損。不會像以前鑰匙一接觸鎖頭就「喀」應聲打開，需要多試幾下才能開門，即使試了，有些仍打不開。

根據實驗顯出，**「糖化的胰島素」降低血糖的效率比較低，包括葡萄糖進入細胞、肝醣的生成等過程，都受影響。**「糖化的胰島素」就是鑰匙變型、生鏽了，打開門的效率沒那麼高。我們知道胰島素在血液中停留的時間不長，因此科學家推論，胰島素在胰臟內合成與儲存階段，就可能已經有「糖化」的發生。

其他研究也顯示，**體內其他多種蛋白質糖化也會影響胰島素的敏感性**。例如白蛋白的糖化會造成身體發炎，進而引起胰島素功能不良。

這裡我們要特別跟非本科系的讀者說明，什麼因素會影響化學反應速率。

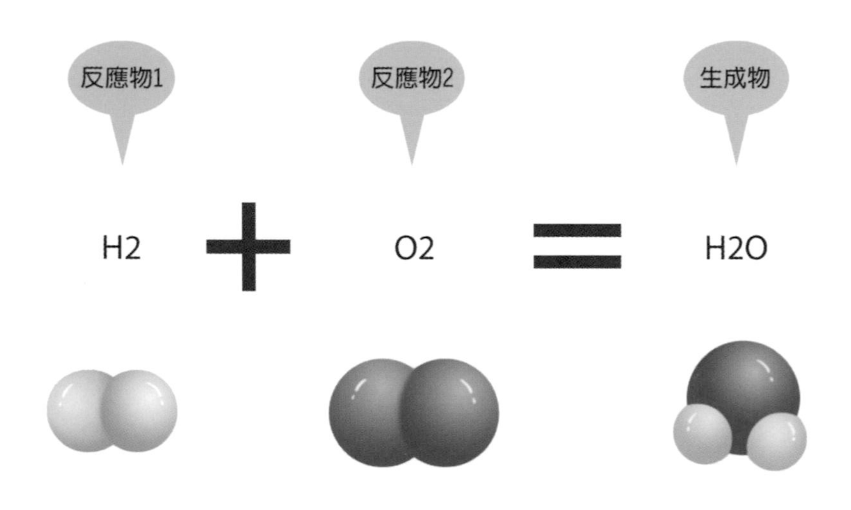

我們以「水」做說明。圖片中所看到的化學反應式氫（H2）＋氧（O2）→水（H2O）

- **反應物顆粒越小（分子小，接觸面積大）反應越快**
- 溫度越高反應越快
- **濃度越高反應越快**
- 壓力越大反應越快
- **有催化劑（例如，酵素）反應越快**

看完水的化學反應，再回過頭來看「糖化反應」。

糖（小分子）＋蛋白質（大分子）→→→→糖化終產物（AGEs）

糖化反應就是糖（小分子）跟蛋白質（大分子）產生化學反應，而這個反應本來就**沒有酵素的催化**，不論是在理論上或實質上，「糖化」這個反應速度是慢的。但是如果「糖的濃度」增加，糖化反應會加速。這也是為什麼科學家會說，**血糖濃度越高，全身糖化會越嚴重、影響層面越大**（PART 2詳細說明）。

目前的研究顯示，**糖化反應和胰島素抗性是相關的**。另有研究顯示，如果我們**多吃可以降低糖化終產物合成的食物或藥物**，就能改善胰島素的敏感性。

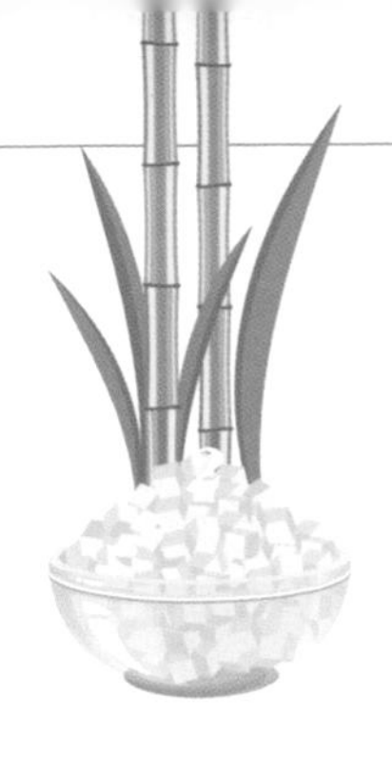

糖，從哪裡來？

臺灣飲料市場有很多手搖飲，若想喝又怕胖，可能會直接點無糖或者要求店家少放一點糖，可能是微糖、少糖或半糖……。說真的，不要自己騙自己，含糖量還是很高，光是珍珠，熱量就夠高了。

珍珠奶茶喝起來是甜的，裡面有含**果糖或蔗糖等（單醣或雙醣），而珍珠是各種澱粉（多醣類做的）。**所以一杯700cc珍珠奶茶的熱量超過650大卡。

但我們現代所說的「糖」，其實是一種概念，在我們的生活中也無所不在。包含了成分「簡單」或「複雜」的碳水化合物。簡單的碳水化合物包含單醣、雙醣；複雜碳水化合物包含寡醣與多醣。不論是哪種碳水化合物，經由人體消化分解成葡萄糖，幫助人體細胞產生能量，並維持大腦運轉。

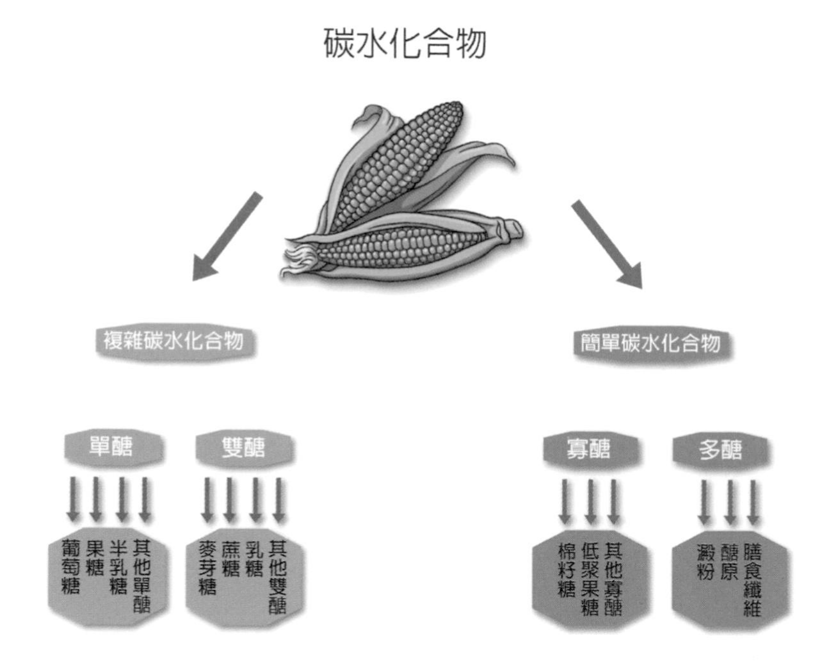

現在很多人注重「養生」。養生所看重的，不外乎卡路里、飲食均衡、五大營養素的比例、多吃蔬果、控制鹽分等。但是大家有考慮吃到「糖質」的多寡嗎？。餐廳的菜單也一樣，有些可能會註記某餐點的鹽分和卡路里，但你有看到誰主動寫出「糖質」含量。完全沒有。

1-4 來自單醣、雙醣

簡單的碳水化合物很容易消化，吃下肚後會迅速被消化、吸收，糖就會進入血液中。簡單的糖，包括天然存在於食物中的糖，例如，包含乳糖、蔗糖等的雙醣；還有葡萄糖、果糖、半乳糖等單醣。

經消化酶（消化酵素）作用可水解為兩個分子的糖，稱為雙醣：

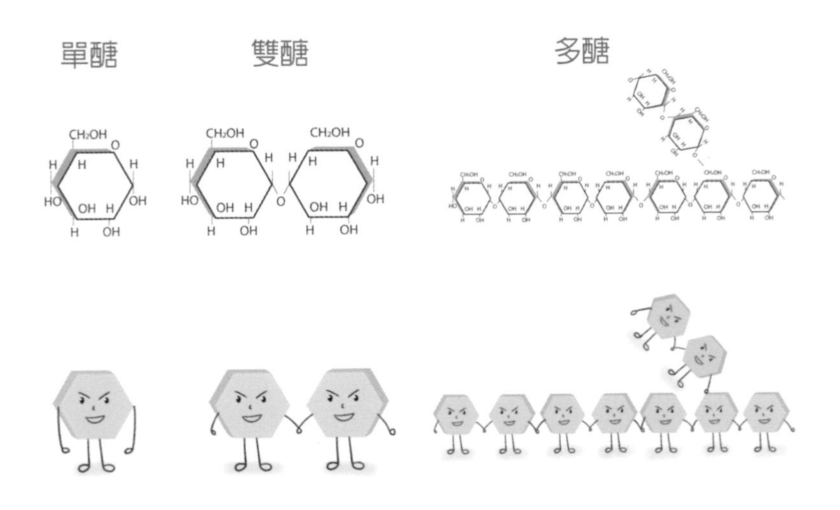

・麥芽糖：水解成2個葡萄糖，大部分為澱粉水解而來。甜味高。

・蔗糖：水解成葡萄糖+果糖，存在於帶甜味的蔬菜、水果、甘蔗中。甜味高。

・乳糖：水解後成葡萄糖＋半乳糖，是唯一由動物產生的醣類。甜味低。

而這些由雙醣分解而來的最小單位的葡萄糖、果糖、半乳糖等，就是單醣。單醣是所有「醣類」的最小單位。所有「醣」都是由單醣串聯而來。

圖型	糖分子數目	名稱及例子
●	1個	單醣 如葡萄糖、果糖、半乳糖
●●	2個	雙醣 麥芽糖＝葡萄糖＋葡萄糖 蔗糖＝葡萄糖＋果糖
●●●●●●	3～10個	寡醣 木寡糖＝由木糖串成的寡糖 果寡糖＝由果糖串成的寡糖
●●●●●●●●●●●●●●●●	數百到數千個	多醣 如澱粉、纖維和 坊間常聽到的多醣體

以前的人類，想吃糖的時候，會利用天然糖（未經過精煉）作為甜味劑，例如，黑糖、蜂蜜、楓糖、椰子糖、棕櫚糖等調味。

而現代人攝取過量「精製糖」才是最危險的飲食方式。

所謂的精製糖（refined sugar）指的是以加工方式精製、過濾、濃縮、結晶等過程所製造出來的加工糖。因精製程度不同，可以分為**冰糖、白砂糖、黃砂糖、高果糖、玉米糖漿（市售果糖）**等。

例如，現代人常使用果糖取代蔗糖。果糖（人工製造）便宜、甜度高，甜度是蔗糖的1.8倍，因此深受消費者與廠商青睞。除了供消費者居家使用，更被大量添加在各種加工食品與飲料之中。我們平常吃的糖果餅乾、烘焙食品、果汁飲料、冰淇淋等等，所含的都是精製糖。

為什麼專家建議不要吃太多的精緻糖？純度高的精緻糖，其維生素、礦物質的含量微乎其微，沒有營養素，單純提供熱量。雖然糖是身體最好的燃料，但精製糖猶如劣質汽油，會損害汽車零件。攝取過量的精製糖也是導致慢性病往上攀升的原因之一。對現代人而言，少吃糖就能有效減少「糖化」。

1-5 來自寡醣、多醣（肝醣、澱粉、纖維素）

在前面圖片中，我們有單醣（單1顆圓球）、雙醣（2顆接在一起的圓球）、寡醣（10顆以下串起來的圓球），還有多醣（一大串。成千上萬顆串在一起）。

如果讀者還是無法想像，那就把單醣**（葡萄糖、半乳糖、果糖等）當作是一塊小積木**，而複雜碳水化合物（寡醣、多醣）就是非常多**不同種類的小積木堆疊**而來的。

我們吃的澱粉，**全部是由葡萄糖這個相同的小積木堆疊出來**。假設這個澱粉分子是由1000個葡萄糖疊出來的，經過消化、吸收之後，就會變成1000個葡萄糖，吸收之後，血液裡就多了1000個血糖。

粗澱粉與精緻澱粉

不過還好的是，澱粉的分子很大，要完全消化需要時間。就像冰塊要融化，會從表面開始慢慢溶解，澱粉的消化也是如此。即使**消化比較慢，並不表示可以多吃「精緻澱粉」**。因為慢慢消化吸收跟快速吸收，所獲得的熱量是相同，唯一的差別是慢慢消化吸收可以**讓血糖有更多的時間進入細胞，血糖的增加很緩和，血糖也較能維持穩定**。食物中的豆類、糙米飯、玉米、燕麥、地瓜、馬鈴薯等五穀根莖類就是屬於粗澱粉（天然澱粉），是**好的澱粉**。

好澱粉vs壞澱粉

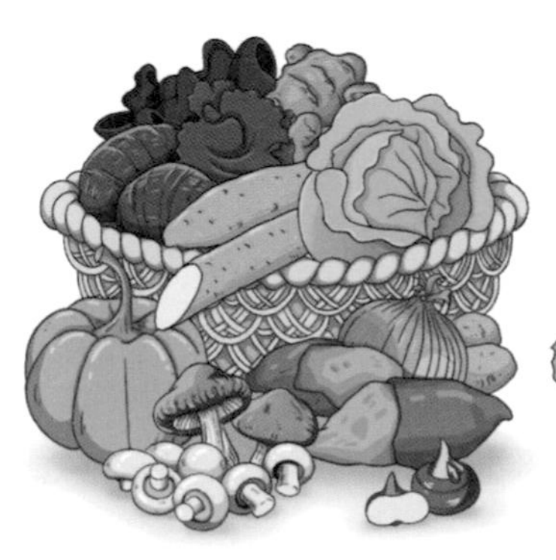

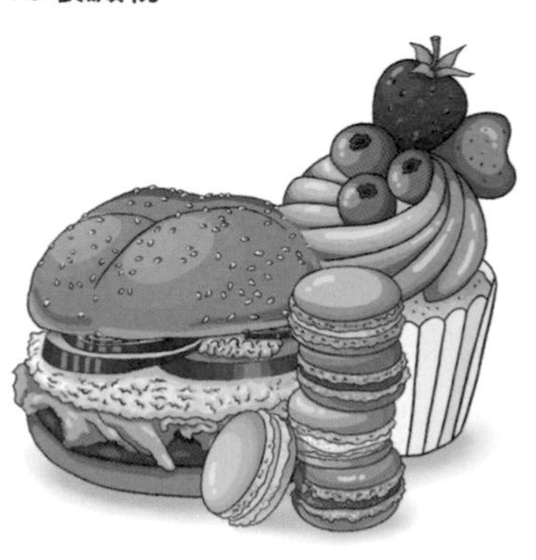

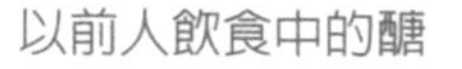

以前人飲食中的醣

1. 蔬菜、水果
2. 豆漿、全穀物、核果
3. 地下根莖類

現代人飲食中的醣

1. 精緻穀物（白米、白麵粉）
2. 加工澱粉類（麵包、餅乾、糕點）
3. 蔬菜水果及其加工品
4. 果汁、含糖飲料
5. 糖（砂糖、蜂蜜）

至於我們飲食中另外的**白飯、稀飯、麵粉、麵包、糕點等，都是屬於精緻澱粉**，吃下肚後很快消化吸收，是屬於會讓血糖快速飆高的澱粉類食物，是**壞澱粉**。

寡醣和纖維素（另類多醣）

很多天然食物裡含都有寡醣和纖維素（另類多醣。五穀根莖類、水果也含），這2種醣並不屬於人類的營養來源，卻**可以提供腸道益生菌所需養分**。但因可被腸道細菌發酵分解而產生大量氣體，所以吃太多這類的食物，容易引起腹脹、還有排氣。

這些寡醣和膳食纖維，可以讓腸道菌吃好、長好，同時能刺激腸道蠕動，防止糞便積存腸內，避免造成便秘或大腸癌。

因此，我們需要的「糖」，請讓它從原形食物而來（全穀根莖類），讓「多醣」慢慢被消化、分解成「糖」，再慢慢吸收、利用！如果吃太多的糖，並不是只有胖，還有糖尿病。

1-6 減糖不成，恐得糖尿病

年輕的你是否曾想過這樣的問題？「我『會』得糖尿病嗎？」

再回頭想，「哦，糖尿病是年紀大的人才會有。」如果你也這麼想，那就大錯特錯了！根據衛生福利部的資料顯示，**罹患糖尿病的年輕人越來越多。糖尿病已經有年輕化的趨勢**。

現代人習慣外食，除了正餐，餓了，隨時有糖果、餅乾、泡麵充飢。請仔細回想，你的早餐組合是什麼？燒餅、麵包、蛋捲再加一杯奶茶或有糖豆漿？午、晚餐為了省時方便，吃便當、炒飯（麵）、肉羹飯或煎餃配酸辣湯？餐後再來一杯含糖飲料或手搖飲？

上面這樣的飲食內容就是高糖的標準示範。燒餅、麵包、蛋捲皮、便當的飯、炒的飯、煎餃皮、糖果、泡麵……，這些是看得見的糖。除了這些看得到的，還有一些看不到的「隱形糖」，例如，餅乾、燒烤醬料、加糖調味的食物、勾芡、水果乾、蜜餞……等等。更慘的是，**不論是看得見或隱形的糖，全都是讓血糖容易飆高的「精緻澱粉」**。

生活在現代，要有效控糖並不容易！因為「糖」真的無所不在。面對生活中無所不在的「糖」，讀者需自行留意，因為沒有人會拿槍抵著你的頭叫你別吃糖。

在被醫師宣判得了糖尿病，其**衛教之一就是飲食控制：**

- 維持理想體重，有助於改善糖尿病病情。
- 飲食定時定量：控制分量，並且多選用富含纖維質的食物：未加工的豆類、水果、蔬菜、全穀類（如燕麥、糙米……等）。

這些是前面提到的飲食攻防，也是糖尿病患給大家的啟示。**與其得了糖尿病再來遵守這些飲食原則，為什麼不現在就開始實行？**

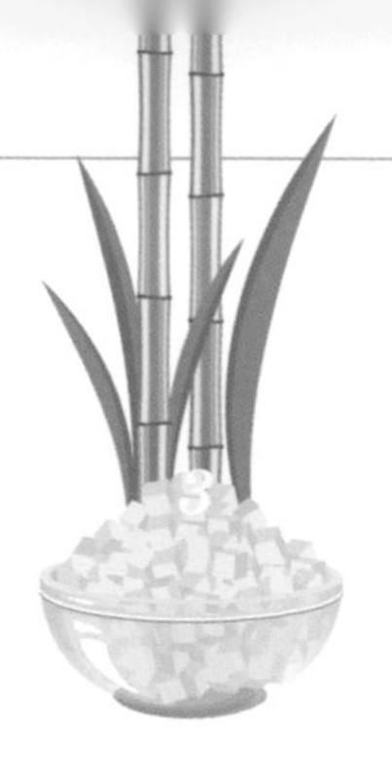

糖化是怎麼發生？

「糖化」字面上的意義，就是**「糖」跟蛋白質產生了「化學變化」**。被我們吃進來、吸收，在體內流竄的葡萄糖和蛋白質結合、經過多重化學反應之後，最後出現了**完全不能被逆轉回來**的化學物質。這個無法被逆轉、最後的化學物質就稱為「糖化終產物（Advanced glycation end-product；AGEs）」。而這**整個漫長的過程，就稱為「糖化」反應**（詳見下圖）。

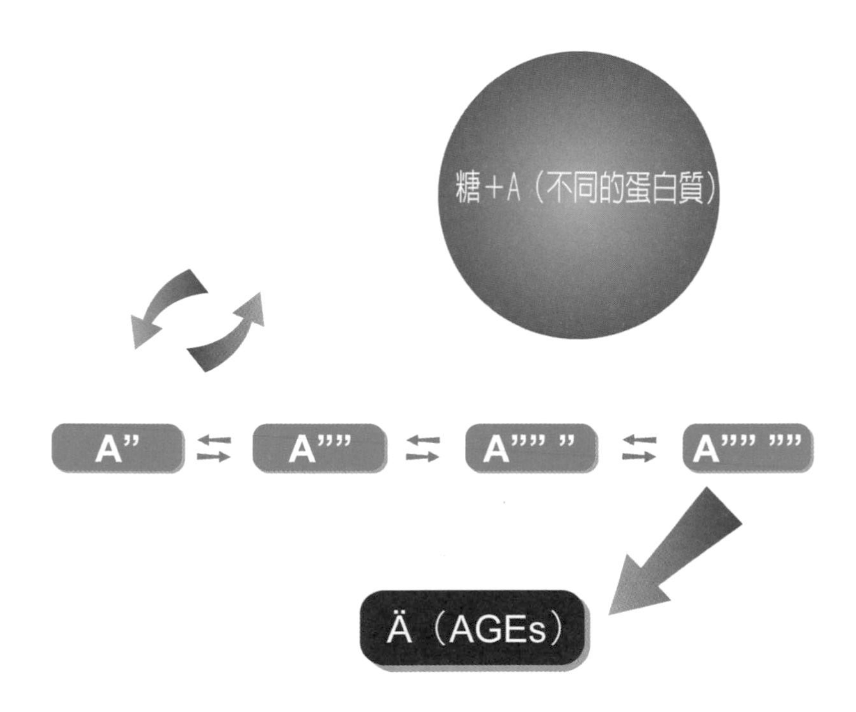

糖化剛開始的反應是可逆的，並且直接與「糖」的濃度有關，部分產物會成為不可逆的糖化終產物。原來的蛋白質，其結構改變了，功能也不完整了，就會加速老化，也會產生許多慢性病。

1-7 糖的牽連——糖化反應（Glycation）與糖基化（Glycosylation）

在這裡一併提到糖化與糖基化，旨在告訴讀者，人體真的需要糖，糖「放在對的地方」，對人體有很大的幫助，**糖放在「不對的地方」，對人體有很大的傷害**。糖基化反應後的產物對人體是有助益的，而**糖化後的糖化終產物（AGEs）對身體是不好的**。

什麼是「糖基化（Glycosylation）」？

糖與體內蛋白質結合（看到沒！無論是糖化或糖基化，都是糖與蛋白質的結合），**有標準的製造流程且在酵素的控制下**，可以組成糖蛋白類（glycoproteins）以及蛋白醣類（proteoglycans）。這個糖可作為酵素、抗體、激素等分子結構（甚至是組織結構）的一部分，對生理功能十分重要。**糖基化是一種對人體有明確用處的化學反應**。

在PART 1一開始的時候我們就詳細提到「糖化反應（Glycation）」。

「糖化」也是糖與體內蛋白質結合，**但是不需要經過酵素，而且是隨機產生的**。被我們吃進來、吸收，在體內流竄的葡萄糖到處和蛋白質結合、經過多重化學反應之後，最後出現了完全不能被逆轉回來的化學物質。這個無法被逆轉、最後的化學物質就稱為**「糖化終產物（Advanced glycation end-product；AGEs）」**，對人體只有壞處。

1-8 永遠在一起——糖化終產物（AGEs）從哪裡來？

在自然界，絕大多數的化學反應都是可逆反應。可逆反應是指在同一條件下，正方向和反方向都能進行的化學反應。有極小部分是不可逆的，無法回到過去的狀態。

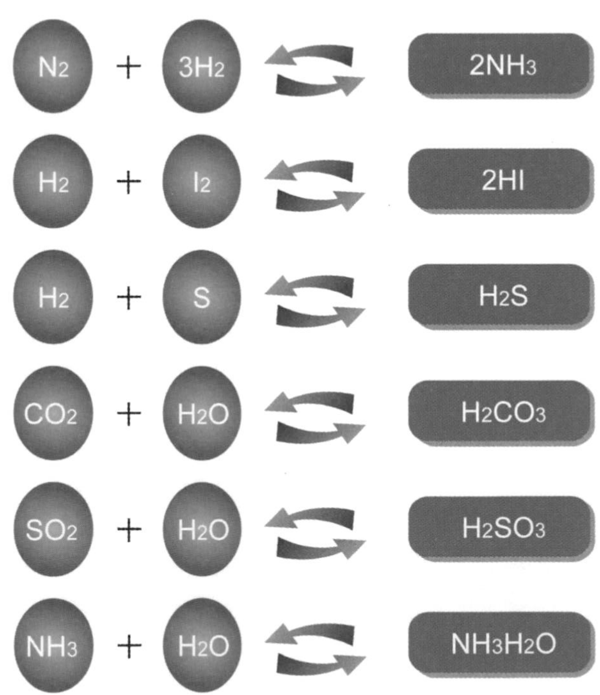

例如，我們熟知的，因**高溫烹飪所出現的梅納反應（Maillard reaction），是糖化的一種，也是糖與蛋白質所形成的糖化終產物（AGEs），是不可逆反應。燒焦了就是燒焦了，黑褐化色素形成了，就無法變回原貌**。

吃進來的AGEs，例如梅納反應和其他反應

AGEs是在不需酵素的狀況下所發生的。食物在烹調或加工的過程也會發生糖化反應。根據梅納反應，要進行快速的糖化反應必須有三個基本要素：**還原糖、蛋白質與熱**。

隨著燒烤的進行，食物的褐色會越來越深，並賦予特殊的風味，生活中常見的有：烤牛排、炸薯條、烤麵包……等。（詳見下圖）

食物	AGE KU
烤牛肉	6071
烤雞腿	4650
煎鮭魚	3083
帕瑪森乾酪	16900
切達起司	5523
生豆腐	788
烤鬆餅	2293
全麥吐司	53
白吐司	103
香蕉	9
烤蔬菜	226
脫脂奶粉	2

烹調方式	AGE KU
生牛肉	707
牛絞肉-用檸檬汁醃10分鐘水煮	1538
燉牛肉	2443
烤牛肉	6071
油煎牛排	10058
法蘭克福牛肉腸-攝氏230度烤5分鐘	11270

看看上面圖片的例子，當食物還沒經過加熱處理之前，AGEs的含量通常不高（生豆腐、白吐司），但經過加熱後，AGEs就有可觀的成長。

再看上圖，生牛肉的AGEs，和以油煎的牛排，讓AGEs大幅增加了14倍之多！因此，飲食和環境因素也是AGEs的重要來源。所以，少吃燒烤、煎炸的食物！

或許有人想問，來自於食物的AGEs真的能被小腸吸收嗎？或許這些吃進來的AGEs都跟著大便排出啊！根據研究發現，食物裡的AGEs大約有10%能進入體內。

就算不加熱，放在室溫下，其實糖化反應也會進行，只是速度很慢。（還記得前面說過的，加熱會讓化學反應加快。）

所以，只要體內有「糖」、有「蛋白質」，只要人活著，身體就會自己產生AGEs，例如，糖尿病患者都會檢測的項目之一：**糖化血色素**，這是紅血球內的血紅素被糖化而來。

體內產生的AGEs，例如糖化血色素

我們需要糖，**體內隨時有糖在血管裡到處流竄，血糖也會跑到器官組織裡**。為什麼要講到器官組織，因為你的血管裡有蛋白質在流動（例如，血色素、荷爾蒙、白蛋白等。），眼睛有蛋白質，腦袋裡有蛋白質，皮膚裡有蛋白質，骨骼裡有蛋白質，肝臟裡有蛋白質，……全身都有蛋白質。因此……

當糖與這些蛋白質結合之後會發生什麼事？**糖化終產物會堆積在所有組織裡**。

當你體內有高濃度血糖時候會發生什麼事？**糖化終產物會堆積得更快、更多**。

PART 2 糖、糖化，讓你又病又老

在PART 1的內容裡，我們提到胰島素「生鏽（糖化）」，就是所謂的胰島素阻抗（Insulin Resistance；IR）。糖化讓胰島素這把鑰匙的功能受損，要打開細胞大門變得卡卡的，可能需要多試幾下才能開門，即使試了，有些仍打不開。

糖會讓胰島素這個「蛋白質」生鏽，同樣的也會讓其他的組織、生理結構生鏽，因為身體所有的組織都是由蛋白質構成。體內糖分過高，糖分不斷地鏽蝕身體的組織結構，所以會在身體不同的地方造成結構性、功能性的破壞。鏽蝕後的糖化終產物（AGEs）慢慢地累積，隨著時間的過去，累積到一定的程度，各種慢性疾病就會逐漸顯現出來。

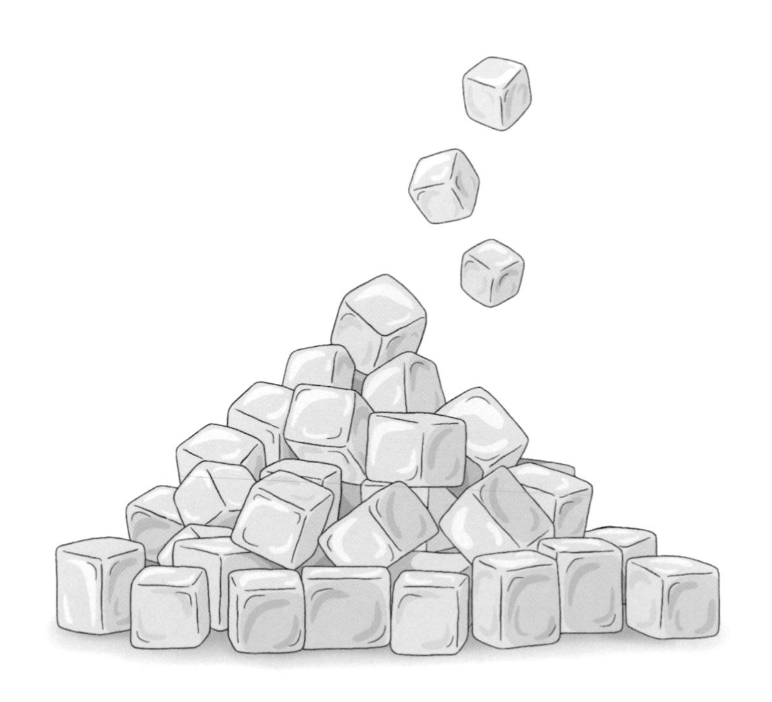

接下來，我們逐一說明糖、糖化是如何慢慢毒害我們的身體：身體各部位的糖化終產物（AGEs）不斷的累積後會對各組織、器官造成何種影響：糖化終產物（AGEs）為何會讓你又老又病，例如，高血壓、中風、洗腎、白內障、阿茲海默症等等。

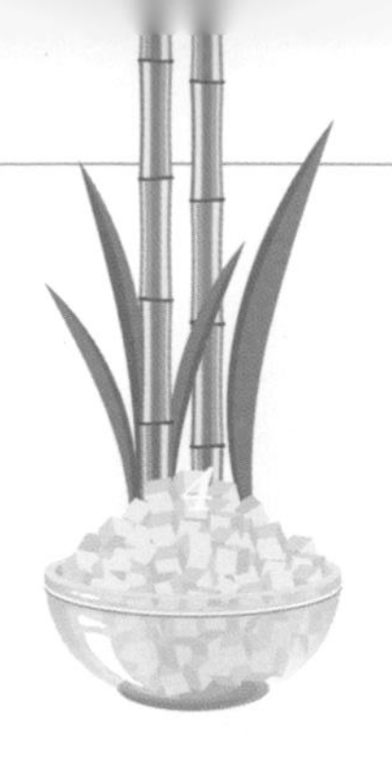

高血糖、糖化讓你生病

糖進入人體後給細胞利用，產生能量，但是吃了過多的糖會轉換成脂肪儲存於體內導致「肥胖」，這是吃過量的糖之後，可以用肉眼看得到的狀況。體內經常血糖過高，長時間下來會因為糖化而產生許多慢性疾病，例如，增加心血管疾病、腦中風的風險，還有視網膜病變、痛風、肥胖、失智與糖尿病等等，當然還有所有女人都在意的老化與美容大敵的皮膚鬆弛與皺紋，以上這些是用肉眼難以察覺的，除非功能受到影響，你才會發現狀況不對，例如，身體痛了、眼睛看不見了。

2-1 愛吃甜，長肥油——肥胖是一種慢性疾病

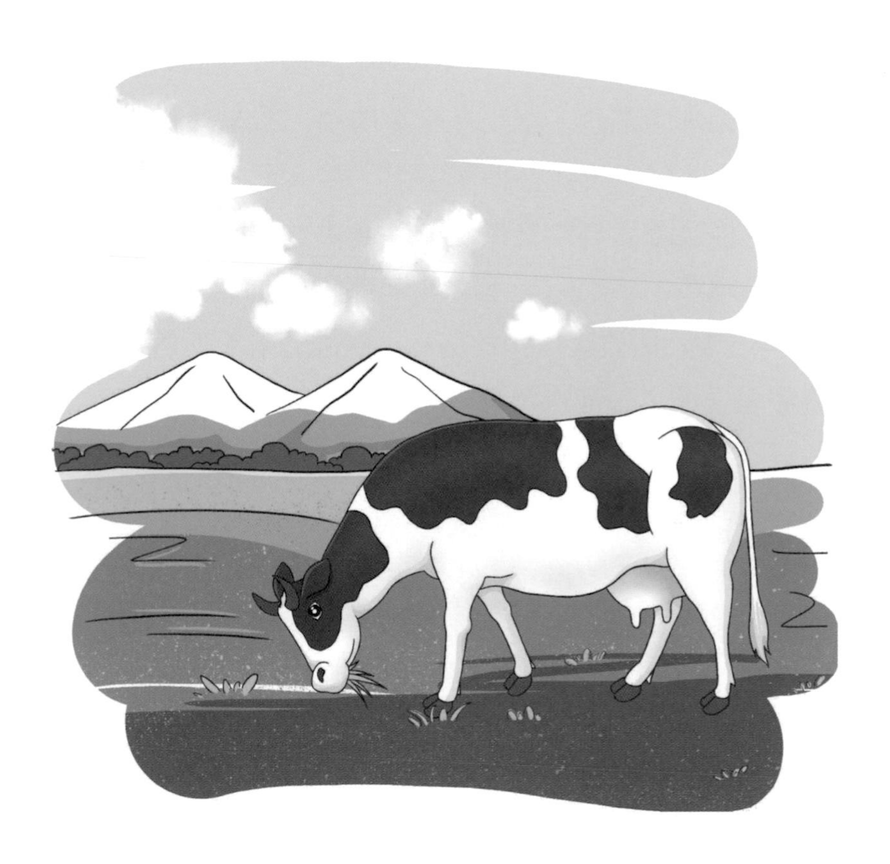

愛吃甜，長肥油，意思是，愛吃甜食容易發胖。我想很多讀者在不少醫藥文章裡都讀過這個理論，但卻不知道為什麼吃甜食會長肥油。我先舉個例子說明大家就懂了。

上面那張圖是一隻正在吃草的牛。這是一個很常見到的景象，大家也認為理所當然，牛當然吃草，不然吃什麼？但是讀者們不覺得奇怪嗎？牛並不是雜食動物，牠們只吃草，不吃肉、不吃油，那麼為何牛身上會長出肉（我們吃的牛肉、牛排），還有長出用來炸薯條的牛油？

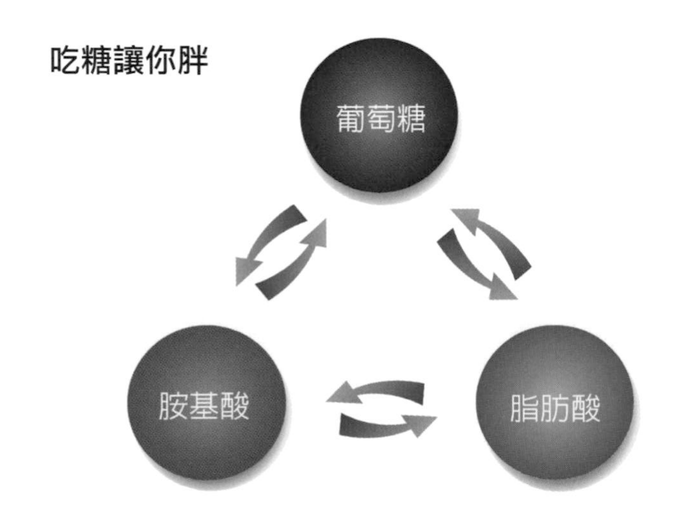

我們不想把教科書上的圖片直接搬來這裡，因為太複雜，看到三種物質轉換之間複雜情況，讀者可能直接昏倒，說真的，也沒這必要（不為了展現專業而害大家昏倒）。

由上面的圖可以看出，糖會轉成胺基酸（肌肉），也會轉成脂肪酸（脂肪），三者之間都可以轉換。所以不必懷疑，牛只吃草，草的纖維素（由許許多多的葡萄糖串聯而成，詳見下圖），在牛身上會出現這種轉換，在人身上也會發生。所以，每天一杯手搖飲，無形中吃進大量的糖，很快地就會看見脂肪堆積在你全身各個地方，真的會變胖。

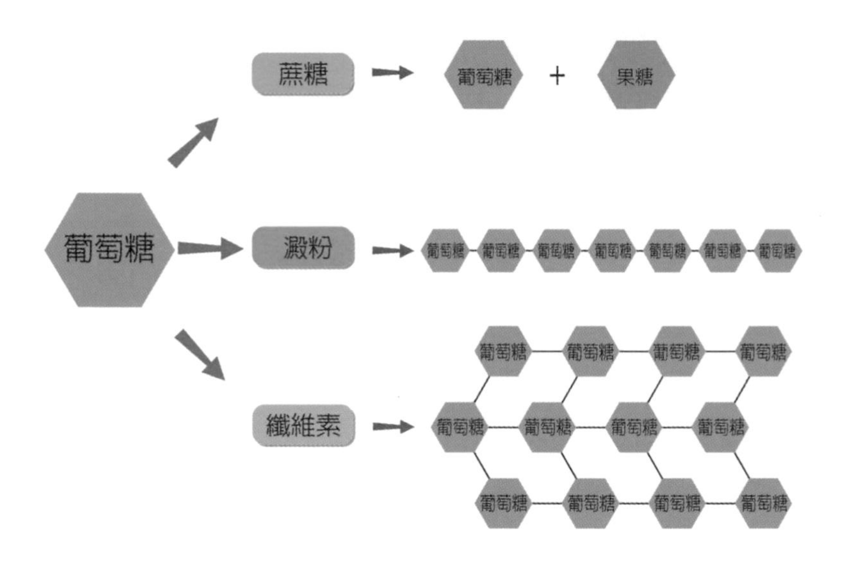

很多讀者心裡明白吃糖會發胖，當看到糖果、餅乾自然會稍有節制，節制歸節制，自己可能在無形之中吃進大量的糖而不自知。例如，加工食品業非常愛用的果糖。果糖很甜、液態（不會結晶），不需要放太多、好用又方便；還有珍珠奶茶等手搖飲品大多是使用果糖來調味。含糖飲料和加工食品之所以會成為肥胖的元兇，在於它會讓人在不知不覺的情況下，一天喝下好幾杯、也吃下許多零食。

由於細胞吃的是葡萄糖，果糖進入身體之後無法被細胞當作燃料使用，唯一能做的，就是把吃進來的果糖全部存起來。所以，果糖讓身體與肝臟囤積脂肪的速度，比其他糖類都快。

由於果糖不會刺激胰島素增加分泌（葡萄糖才會），過去很多人認為果糖比其他糖更好，也很適合糖尿病患食用。雖然果糖不刺激胰島素分泌，卻可能讓身體產生大量的三酸甘油脂，造成心血管的負擔。

美國德州大學西南醫療中心臨床營養學副教授伊莉莎白帕克斯等人的研究指出，**「人體會以驚人的速度把果糖轉換成脂肪」**。

果糖、葡萄糖都能轉換成三酸甘油脂（中性脂肪）。

當我們吃進葡萄糖時，肝臟會像交通警察一樣管制、指揮這些葡萄糖是要**變**

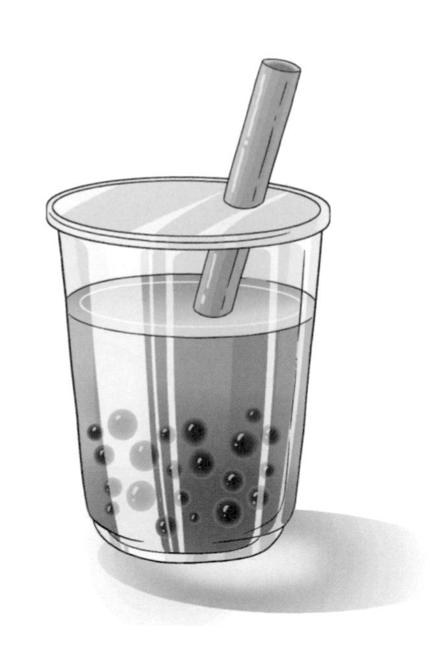

成「肝醣」儲存起來（儲存在肝臟，血糖低、需要的時候隨時可以拿來用）、**變脂肪存起來**（肝醣用完了之後才會拿出來用）、**還是把糖直接給身體細胞使用**。

果糖就不是這樣。果糖會跳過肝臟管制途徑，直接進入下游的三酸甘油脂合成程序，於是更快形成脂肪。**愛吃甜和澱粉，很快會讓你胖得很有感**。

肥胖是一種慢性發炎

世界衛生組織（WHO）指出「肥胖是一種慢性疾病」，因為肥胖在全球已日益嚴重危害人類的健康。國民健康署也指出，106年國人十大死因中，就有癌症、心臟疾病、腦血管疾病、糖尿病、高血壓性疾病、腎炎、腎病症候群及腎病變、慢性肝病與肝硬化等7項與肥胖有關。為何會這樣？**因為肥胖讓全身慢性發炎**。

關於「發炎」，相信很多人都了解，就是身體受傷了，免疫系統藉由**發炎現象**排除外來物時身體所呈現的**紅、腫、熱、痛**等現象，但這是屬於急性發炎，例如，手被割傷了。急性的紅、腫、熱、痛我們都感受得到，但對另一種慢性發炎卻可能完全沒有知覺，肥胖就是屬於慢性發炎的一種。

這種**肥胖發炎是發生了什麼事？**我們先來大概了解一種狀況，脂肪細胞在成人的體內只會變大，不會變多，所以我們體內可以儲存脂肪的「儲藏室」就是固定那麼多個。

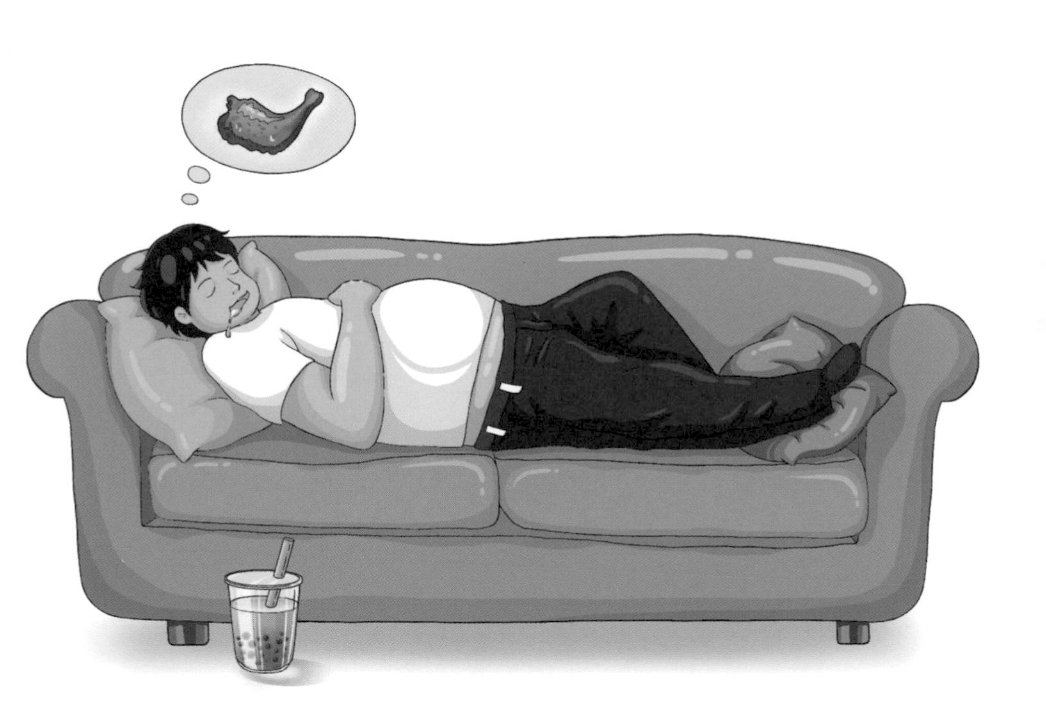

當我們需要儲存越來越多的脂肪，每個脂肪細胞會被越撐越大。在有限的空間裡，脂肪細胞彼此擠壓、供應細胞脂肪的養分和氧氣的微血管同樣受到擠壓而導致血液供應相對不足時，**脂肪細胞可能因此破裂或壞死（別忘了，脂肪細胞也是活的，它也需要養分和氧氣）**。既然有細胞壞死，**人體免疫系統的清道夫（巨噬細胞）與淋巴球開始移入脂肪組織進行清理、同時釋放發炎物質**，這些發炎物質隨著血液循環流竄全身，而這些發炎物質到達別處後又引來更多的白血球，這些白血球又釋放更多的發炎物質……，如此**惡性循環**，導致全身一連串慢性發炎反應。

其實，發炎是免疫系統對人體的保護作用，**發炎就像放火，把不好的東西燒掉，這當然是好事，但是若身體內每個地方都被放火（慢性發炎），沒有外來物可以燒，就只能燒自己。當全身都在悶燒，那就麻煩了**。慢性發炎，放火燒自己，這些火苗會造成器官、組織逐漸失去功能，導致各種嚴重疾病。

2-2 糖太多，全身泡在糖水裡——糖尿病

你知道你體內有多少血糖嗎？當血糖太低，你可能會昏倒；當血糖太高，那麼你全身就等同泡在糖水裡。現在科學發達，家用醫療儀器也普遍，每個人隨時都能測得身體裡的血糖正不正常。但是因為飲食狀況、還有個人是否有慢性疾病，因此在醫學上，**判斷血糖是否穩定**的方式不是只有一種。

一般的血糖濃度測量方式

血糖（Blood sugar），指跟著**血液在身體裡跑來跑去的葡萄糖**。血糖檢查可以通過全血、血清或血漿樣品來測量裡面所含的葡萄糖濃度。由測得血糖濃度可以得知，你是否全身都泡在糖水裡，如果是，那麼你很可能有糖尿病的徵兆了。

空腹血糖值

空腹血糖值是8小時沒有進食的血糖值，又稱為「靜脈空腹血漿血糖值」，一般而言指的是剛起床、還沒吃早餐空腹時的狀態。**正常人的空腹血糖值在70～110mg/dL以下**，當血糖值超過126mg/dL即可能為糖尿病。如結果超過200mg/dL，則可確診是糖尿病。

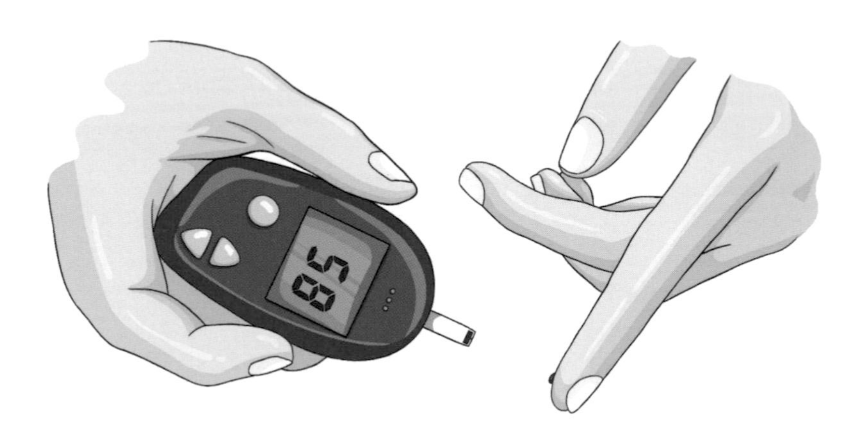

餐後兩小時血糖值

正常情況下，我們人用餐後，經消化吸收，血糖會隨之升高。隨著胰島素開始作用，血糖值也會緩緩地下降。**正常時，餐後2小時血糖值應該在140mg/dL以下**，若超過200mg/dL即為糖尿病。

介於140～200之間mg/dL，則屬於「葡萄糖耐受性異常（Impaired glucose tolerance；IGT）」，這種狀況**暗示著體內葡萄糖的代謝已出現異常現象，具有發展為第2類型糖尿病的傾向**，又被稱為「早期型糖尿病」或是潛伏性糖尿病（prediabetes）。

糖化血色素

這個名詞，糖尿病患者或其家屬應該不陌生。「血色素」（也就是血紅素）是**紅血球中蛋白質**，主要功能是攜帶氧氣帶到組織，並將二氧化碳帶離組織，而**血糖（葡萄糖）會與血色素結合，稱為「糖化血色素」**。

紅血球的平均壽命約4個月（120天），糖化血色素會一直停留在紅血球裡，直到紅血球壽命結束，被破壞為止。當**血糖愈高，被糖化的血色素就愈多**，所以「糖化血色素」的百分比可以反映出紅血球生存期間內（120天）的平均血糖濃度。糖化血色素的數值會告訴你過去4個月內你體內的血糖到底是怎樣的狀況。

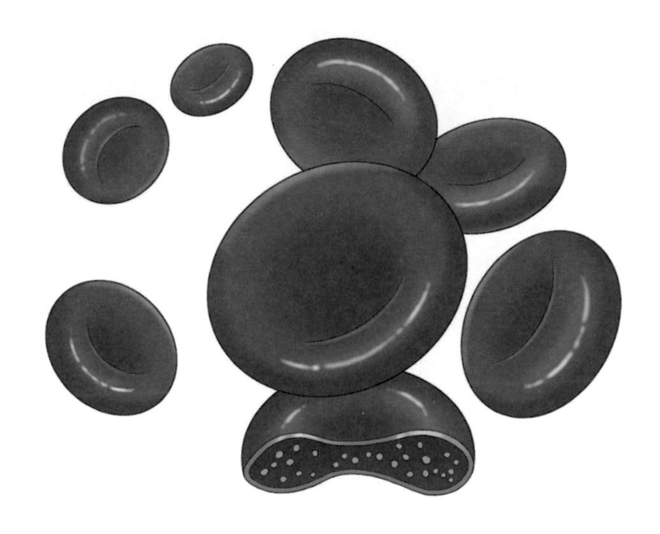

糖化血色素一般正常值在4.0～5.6%之間；數值在5.7～6.4%之間，則偏高，有罹患糖尿病的風險；數值≥6.5%則確診為糖尿病。

糖化血色素濃度越高，發生身體功能障礙的可能性，隨著時間的增加而倍增。糖化血色素是我們可以檢測得到的，但身體其他地方組織蛋白質的糖化，我們很難檢測。糖化血色素濃度7.0%或以上的中老年人，發生身體功能障礙每年增加1.21倍。

判定糖尿病的3個重要指標！

只要空腹血糖值、餐後兩小時的血糖值、糖化血色素，有任一項指標超過正常值，都可能被視為「糖尿病前期」的患者。若屬於餐後血糖值偏高，平均每年會有1/10的人進展為糖尿病。

雖然「吃糖」不會直接讓你變成「高血糖」，但是過量的糖的確會讓身體對於胰島素的敏感度下降，然後最先變成高血糖、糖尿病前期、最後就成了糖尿病，你的身體就泡在糖水裡。任何你想得到、想不到的慢性病、甚至併發症也都從這裡開始。

你可能會說：「我都沒事啊！」你可能很幸運，因為還沒出現症狀；但也可能是不幸，因為沒有症狀讓你誤以為自己身體還是很健康。等年紀夠大，時間夠久，未來的每一年你都可能出現不同的併發症。

因此，如果發現血糖不正常，就應開始改變生活型態，包含飲食習慣、減掉體重5～10%、每週運動累積150分鐘以上。

2-3 高血糖讓心臟血管生病（動脈粥狀硬化、心腦血管病變）

血糖一旦升高，**第一個受影響的就是血管**。大大小小的血管流經全身，每個地方都需要血管輸送血液，而血液裡帶著我們每個細胞賴以為生的氧氣和養分，糖也是養分之一。血液一天24小時，每分每秒都在血液裡流動。所以，**第一個接觸血液、接觸血液最久的就是血管，不論是大血管或是小血管，不論動脈、靜脈、還是微血管**。

請試想一下，當手上沾有糖水，你會感覺黏黏的，只需幾秒鐘的時間，就很想趕快把它洗掉，因為很不舒服。而當血管裡充滿了糖，又洗不掉時，你可以想像得到血管會有多難過嗎？**或者你可以嘗試把浴缸灌滿糖水，然後將自己泡到裡面看看？**如果你覺得不舒服，那為何要如此對待你的身體，讓血管整天都泡在糖水裡。己所不欲，勿施於人啊！

我們先來看看當大血管、小血管泡在糖水裡泡久了會有什麼變化。簡單說，血管會失去了它原本該有的彈性、**不該阻塞的因為長期發炎而阻塞了、微血管失去了擴散養分與氧氣的功能，得不到養分與氧氣的部位就會壞死**：

- **大血管病變**：腦血管（腦中風）、冠狀動脈狹窄（心肌梗塞）、周邊血管阻塞（足部易感染、傷口癒合慢）。
- **小血管病變**：就是所謂的末梢血管，會對眼睛視網膜造成影響（白內障、青光眼、眼底出血、視網膜剝離）、過濾髒東西的腎臟，最後導致洗腎（腎衰竭、尿毒症）、截肢。

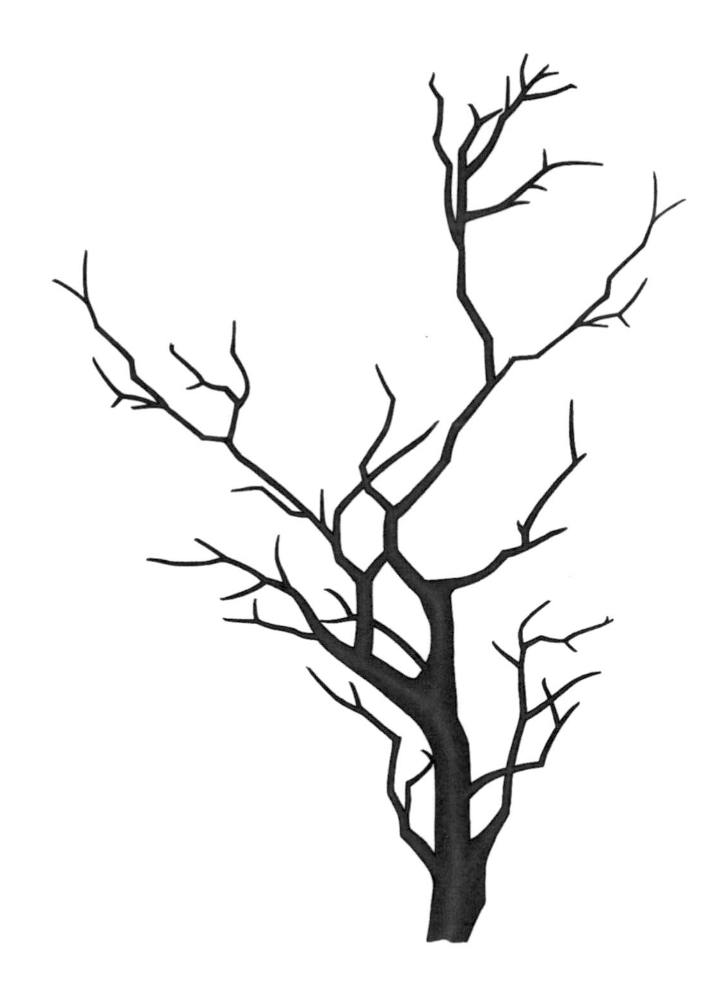

血管就像河水流域，有主河道，也有支流，然後一直分支出去，直到最後需要它的土地；也像主樹幹與分支出去的小樹枝。血液就像流水，由大血管、小血管到微血管，流經身體每一個地方。

我們先來看看糖尿病跟心臟有什麼關係？

如前篇所述，高血糖會使得動脈壁蛋白質糖化（生鏽），血管壁容易受損、發炎，**加速脂肪斑塊沉澱於心臟冠狀動脈處（動脈粥狀硬化。冠狀動脈供應心臟所需的養分與氧氣）**，形成動脈硬化、增厚、變狹窄、失去彈性，在血流經過時容易造成血壓變大，衝破斑塊破裂而造成流血、形成血栓而阻塞，血塊形成易阻止血液流到心臟，心肌因此無法獲得充足的血液與氧氣，造成心臟病：急性心絞痛、心肌梗塞、猝死。

糖尿病患者罹患心臟病的風險是一般人的兩倍，也較容易在年輕時罹患心血管併發症，常導致提早死亡。

而腦中風也是相同的道理，只是這個血管病變、動脈破裂的血管是發生在腦部。腦中風與心臟病發生的原理相似，只是發生的位置不同，然而最嚴重的結果可能相同，死亡。

周邊動脈血管（特別是下肢動脈血管）

足部與小腿的動脈血管若受到持續高血糖（糖化）的破壞，同樣也是造成小動脈粥狀硬化，當血流不足

（養分與氧氣不足），會造成足部潰爛和壞死，常須截肢以保命。**在許多國家，糖尿病是「非外傷性」下肢截肢的最主要原因**。

足部或腳趾如果受傷、潰瘍，由於末梢神經病變引起的感覺喪失，會讓病人無法及早察覺受傷，傷口進而惡化。

眼睛

持續在高血糖下，同樣會破壞供應眼睛底部營養與養分的小動脈血管，血管硬化、最終破裂形成血栓，導致視網膜功能喪失，造成失明。

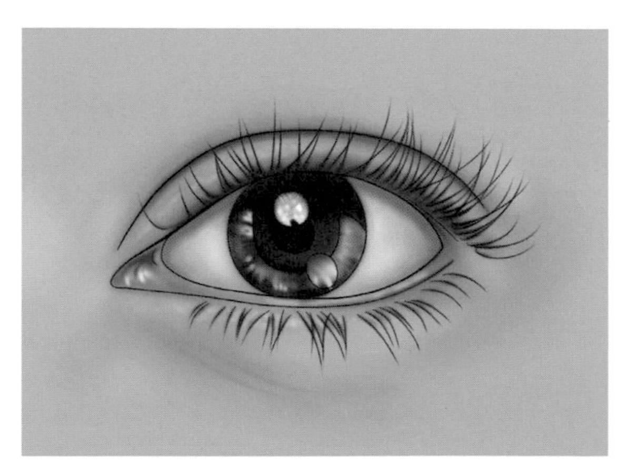

上面提到的那些病變只是一部分，只是冰山的一角。這些會被經常提出來，是因為攸關性命、甚至是很嚴重的病變（失明），所以醫學界會拿這些來警惕民眾。還有更多是跟老化、器官功能衰退有關，雖然沒有很大的急迫性，但累積下來也滿慘烈的。

根據統計，全球每8秒，就有1人死於跟糖尿病有關的疾病。根據衛福部國民健康署的統計資料，臺灣目前已突破200萬人罹患糖尿病，而每年以2萬5000人的速度持續增加中。

2-4 高血糖會讓血壓升高

高血壓的原因之一是**高血糖。高血糖、高血壓、高血脂三款症狀非常麻吉**，總是焦不離孟、孟不離焦，經常手牽手一起出現。

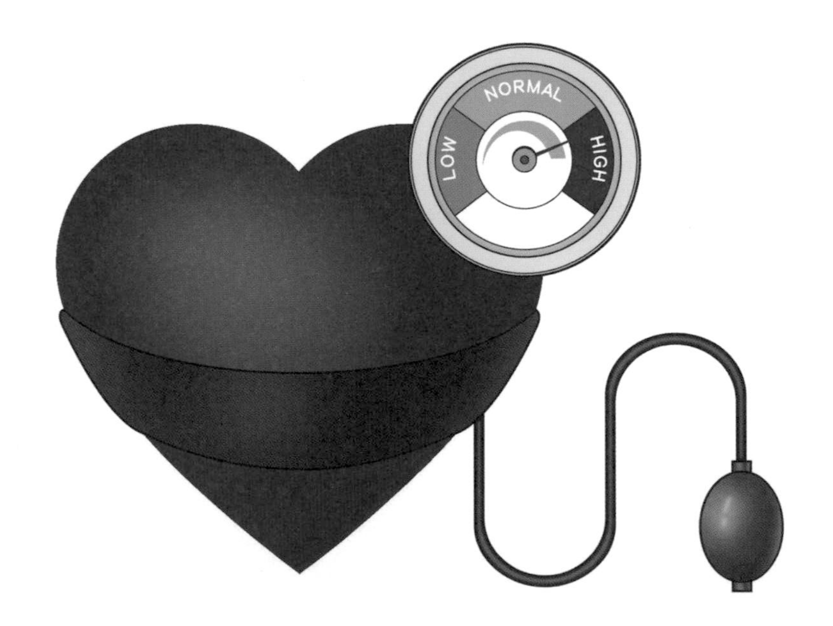

血糖過高會讓血液變得濃稠，黏性比較高，因此會造成高血壓。

另外，**血中蛋白質糖化所產生的AGEs會堆積在血管壁上，加速動脈變硬、管壁變厚，使得血流不易通過，也是高血壓的原因。**高血壓會引發心肌梗塞、腦中風等致命疾病。

2-5 高血糖讓神經功能失常（性功能障礙、失智症）

高血糖是造成糖尿病、神經病變最重要的危險因子（risk factor）。

前面提到高血糖對血管的影響，現在就來看它對神經的影響。在已開發國家（美國、歐洲等），**糖尿病群眾的神經病變盛行率大約有30%**，而在整個糖尿病過程中，可能有高達50%的患者會出現神經病變。

糖尿病、神經病變同樣是因為**高血糖造成微血管病變，導致神經細胞、組織缺氧、缺乏營養所以引起的神經細胞組織壞死、病變**。它可能侵犯周邊神經系統，包含感覺神經、運動神經、自律神經與中樞神經等不同部位。

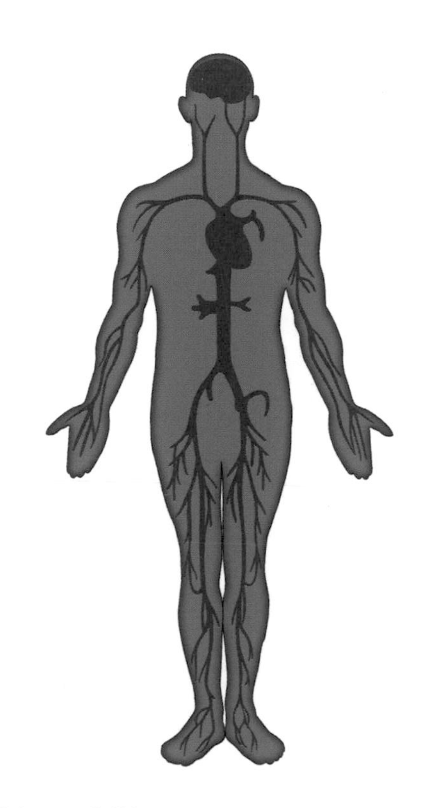

「感覺神經」病變

這麼專業的講法，讀者可能有看沒有懂。所謂的**「感覺神經」病變**，就是出現感覺障礙，其中一種是**對冷、熱、痛等感覺敏感度降低**，例如，手、腳受傷了，病患的感覺不像正常人般，哇！好痛、好痛！另外一種是剛好相反，對灼熱、痛覺更加敏感（hyperalgesia）。

「運動神經」病變

而造成**「運動神經」病變**，最簡單的例子是肌肉比較「無力」（醫學名詞為肌無力），走路比較緩慢、無法爬樓梯、無法提重物等等。**這些肌肉多使用幾次，就會顯得力不從心**。

「自律神經」病變——性功能障礙

至於「自律神經」病變，要舉的例子是攸關「性福」，這樣讀者才會更關心神經病變。**男性性功能需要神經、血液循環系統都正常運作**。糖尿病會導致動脈硬化和神經病變，血液流到生殖器官減少，因此會**造成勃起功能障礙**。

自律神經病變也包含腸胃蠕動不良、習慣性便秘等。

「中樞神經病變」——大腦，失智

失智症最常見的是阿茲海默症，大腦失去正常的運作功能，出現認知障礙。阿茲海默症是指構成腦神經細胞的老化速度比一般情況還快。根據研究，阿茲海默症患者腦部額葉裡的蛋白質，**AGEs（糖化終產物）比健康老人多3倍以上，可以這麼說，失智是因為大腦糖化而生鏽，腦袋生鏽了，就很多事情就都記不得了**。

對於大腦來說，AGEs是致命的大敵，如果能夠抑制大腦的糖化現象，就有機會減緩阿茲海默症的發病。但是，大腦又只吃葡萄糖，不給葡萄糖也不行，所以讀者應該妥善控制糖的攝取量，過與不及都不行。

高血糖會破壞小血管，繼而影響血液循環、讓神經細胞缺乏養分與氧氣而壞死，也會讓細胞、組織的蛋白質糖化。神經病變是高血糖併發症中最早出現，在血糖升高3～5年後，就會開始覺得手腳偶爾會有麻痺或感覺不尋常，面對這些現象，民眾往往覺得是小事而不在意。

高血糖引起的**視網膜病變、神經病變與腎臟病變，合稱糖尿病三大併發症**。

2-6 高血糖可能導致洗腎與其他腎疾病

糖尿病是慢性腎臟病最重要而且是最常見的高危險群。

腎臟是一過濾系統，要過濾什麼？**當然是過濾血液**。我們常聽到的洗腎，就是用機器取代腎臟，也就是在洗血液，把血液裡的毒素、我們身體不要的東西洗掉、過濾掉。

血液裡面什麼都有，所有東西都混在裡面，龍蛇雜處。**血液裡有我們所需要的營養**（糖、胺基酸、脂肪酸、維生素、礦物質等），**也有細胞代謝後的廢物**（尿酸、尿素、毒素等），腎臟負責將血液中的大分子過濾，部分水分以及廢物等進入尿液中，再排出體外，在過濾的同時也把人體需要的再吸收回來。

持續性的高血糖會引起過濾系統內的微血管病變，有功能的腎絲球數量會逐漸減少，使腎絲球（微血管）無法有效過濾的功能進出入尿液中與排出體外，導致腎臟整體清濾效能降低，嚴重的話必須靠洗腎將廢物排出。

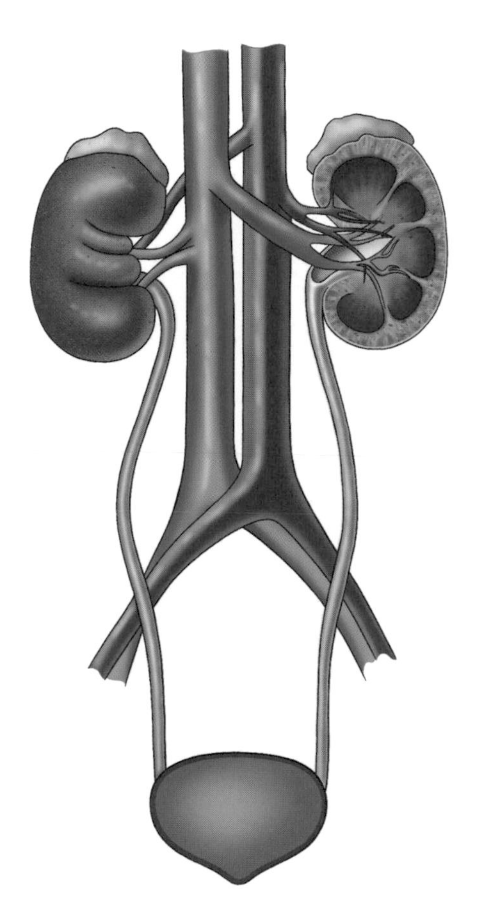

臺灣洗腎盛行率（洗腎病患數除以占總人口數）位居世界之冠，洗腎病患中，因為糖尿病引起的腎臟衰竭占40～50%。**糖尿病不但增加心臟病發作，也容易引起腎臟衰竭。**

2-7 糖化導致發炎，進而引發癌症

糖並不是引發癌症的原因，但是有許多研究指出，許多癌症都和糖尿病有關。美國一項研究指出，有高血糖的人，罹患肝癌、胰臟癌、子宮內膜癌、大腸癌、膀胱癌與乳癌，風險都比一般人高2倍以上，而在糖尿病和肥胖綜合症狀引發的癌症中，女性是男性的2倍。

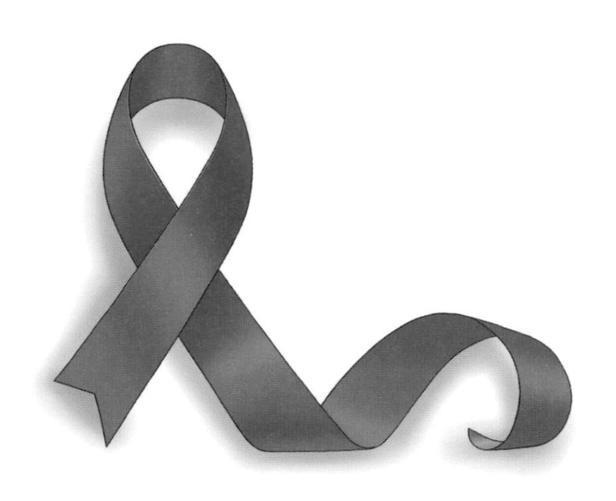

糖化引發癌症

香港的一項研究則指出，**糖尿病患的糖化血色素每增加1%，罹癌風險多18%**。

根據國際權威醫學期刊「刺胳針糖尿病與內分泌學（The Lancet Diabetes & Endocrinology）」的報告指出，在2012年全球新診斷得癌症病例中，有將近80萬的癌症病例，是和糖尿病、肥胖有關。

為什麼糖尿病會增加罹癌風險？

過高的血糖會導致免疫系統的機能下降，降低對抗癌細胞的能力。另外，**過高的血糖導致糖化終產物（AGEs），這些有毒性的糖化終產物會導致身體出現發炎反應**。

發炎之所以可怕，一方面是**發炎激素會讓癌細胞更活潑、更容易生長，變得容易移動、轉移，使腫瘤惡化**。另外，發炎激素會啟動更多白血球釋放更多發炎激素，讓癌細胞生長再生長，然後再分泌更多發炎激素，於是開始了惡性循環。

2-8 糖化讓你關節不舒服——痛風

前面提到，高血糖與腎臟病的關係非比尋常，而造成痛風的尿酸（人體產生的廢物之一）需由腎臟排泄，痛風反覆發作所吃的消炎藥物卻可能傷害腎臟。痛風與糖尿病其實也非常「親密」，怎樣的親密呢？我們來看看。

糖尿病與痛風都是體內代謝不正常所引起的代謝性疾病，營養過剩是它們發病原因之一，**發病基礎都可以由於胰島素抵抗引起**。喔！原來是高血糖惹的禍。

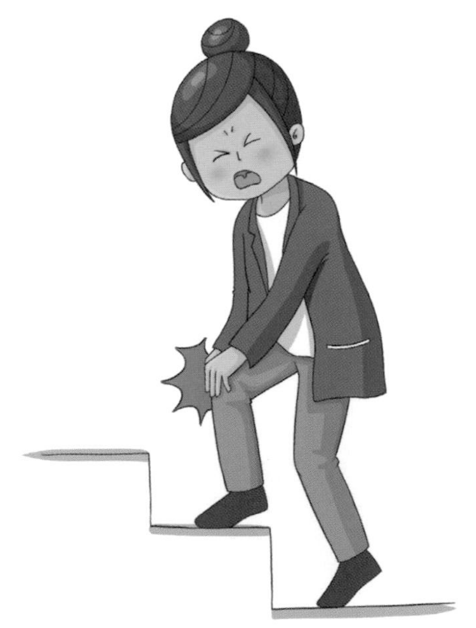

所以當民眾因**高血糖產生胰島素抗阻時，胰島素水平會升高，這時候就會減少排出尿酸**。一旦尿酸減少排出，更多的尿酸就會積聚體內。尿酸結晶體的溶解度會受體溫影響，所以會先沉澱在體溫較低的遠端關節，例如手指及腳趾關節，其次是手肘及膝部，尿酸就會積聚結晶，就造成痛風。

2-9 糖尿病讓你失眠

根據研究，**第2型糖尿病患超過38%有睡眠障礙的問題**，所以失眠問題，常是糖尿病患者在控制血糖時的另一個挑戰。

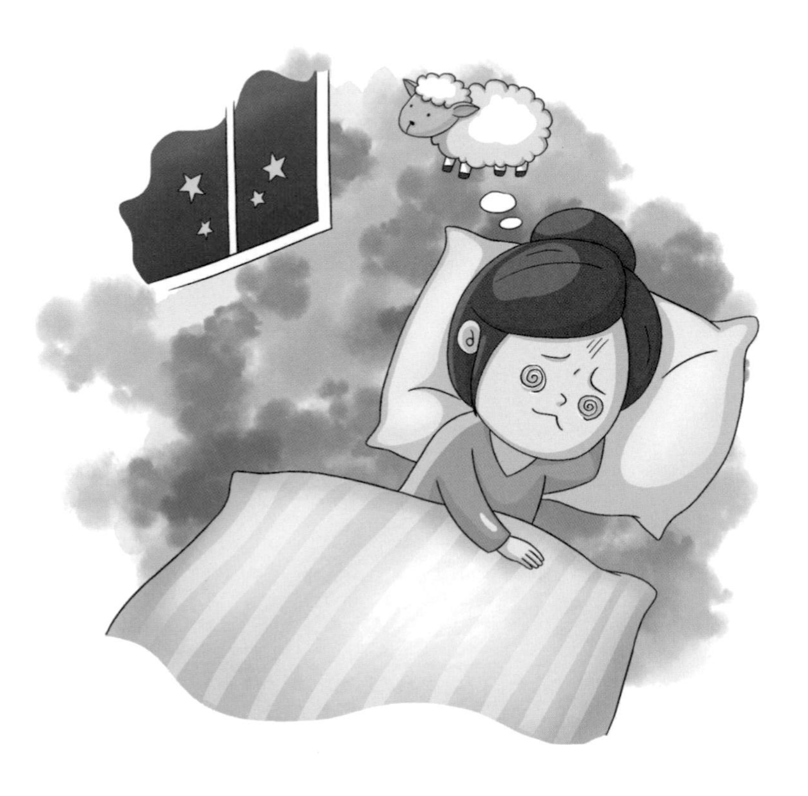

綜合而言，失眠的原因很多，有可能是因為疾病、壓力等因素造成，既有病理因素，也有精神因素。那麼，我們整理了糖尿病可能對睡眠造成影響的因素：

- 高血糖控制不佳，會使得患者口渴，多飲、多尿，頻繁上廁所而影響睡眠。
- 糖尿病引發周圍神經病變，可引起四肢麻木、疼痛而影響睡眠。
- 肥胖的第2型糖尿病患者容易併發睡眠呼吸中止症，睡覺時容易憋醒。
- 糖尿病帶來精神負擔，容易出現恐懼、焦慮、抑鬱情緒，導致難以入眠。

種種因素會導致睡眠品質下降，而睡眠品質下降，會使得交感神經活性上升、腎上腺素分泌增加，造成胰島素阻抗性上升，導致血糖上升。

透過上面的講解，讀者能大概了解高血糖的壞處，還有它為何會導致這麼多嚴重的疾病。現代人對於糖的取得一點也不困難，想吃就能吃得到，這也是為什麼控糖變得刻不容緩。

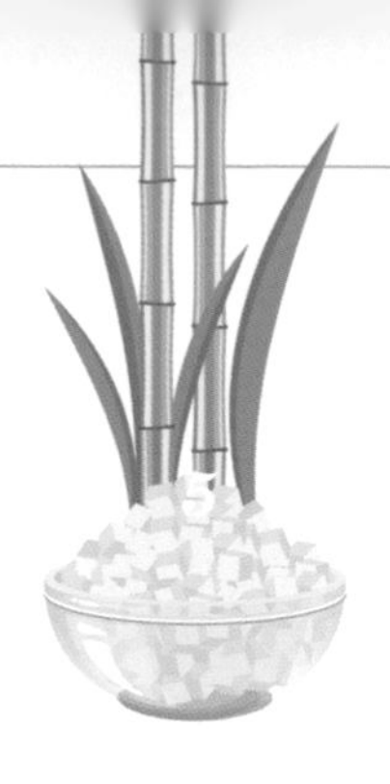

糖化讓你又老又皺

現代醫學已認定**糖化作用是造成身體老化與疾病**的主因，糖化作用會加速身體器官的衰退。

之前講的都是體內各種器官的病變，但是我們比較不會將這些病變和「老化」連結在一起，只覺得它們是疾病，無關老化。不過，我們現在要談的是另一種老化，是肉眼可見的衰老，讀者一定猜到了：鬆垮的皮膚、深刻的皺紋、不均勻的膚色等等。

2-10 糖化與衰老

我們印象中的「老」，大概就是常生病、體力不好。前面的敘述提到，高血糖會變胖，還會讓身體各組織、器官生病，這等於宣告老化的到來。

臺灣國家衛生研究院群體健康科學研究所助研究員級主治醫師吳易謙，參與群健所執行的「臺灣中老年健康因子及健康老化長期研究」。研究首次發現，**身體功能衰退速率與血液中糖化血色素濃度高低有關**。這篇研究已刊登於2019年6月分「美國老年學學會」（The Gerontological Society of America）的主要官方學術刊物《老年病學期刊：醫學科學》（Journals of Gerontology: Medical Sciences）。

*註解：
https://academic.oup.com/biomedgerontology/article-abstract/74/6/949/5042782

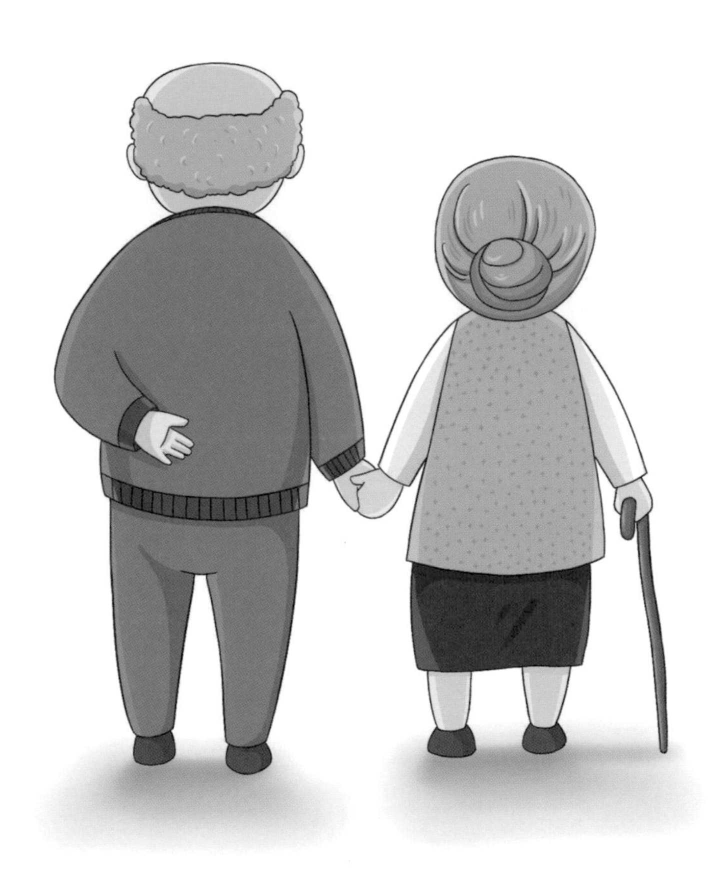

研究：糖化血色素濃度可反應身體衰老速度

血液中的糖化血色素是民眾健檢的重要臨床檢查項目，它的數值和許多慢性疾病（糖尿病、心血管疾病等）有關。此研究發現，**身體功能衰退速率與血液中糖**

化血色素濃度有關，但是糖化血色素的濃度與老年身體功能的關聯性，目前尚不明確。

研究中還發現，相較於糖化血色素濃度介於5.5%～6.0%者，**糖化血色素濃度越高，發生身體功能障礙的可能性會隨著每一年時間的增加而倍增**；糖化血色素濃度7.0%或以上的中老年人，發生身體功能障礙的可能性每年增加1.21倍。

另外，研究也意外發現，當**糖化血色素濃度偏低（<5.5%），即使仍在正常範圍內，發生身體功能障礙的可能性每年增加1.25倍**。研究團隊進一步檢視，許多糖化血色素濃度偏低的研究參與者的**血液竟含有高量的特定發炎物質**——可溶性白細胞介素6（Interleukin 6，IL-6）受體，這群人身體功能衰退的速率也特別快。

這份研究有2個重點，一是無論**糖化血色素偏高或偏低，身體功能障礙的風險都會升高；另一個是發炎物質**。如果兩者同時存在，可能就是身體功能隨年齡衰退的徵兆。

除了這份最新研究，其實，**醫學界之前就有注意到糖化反應與老化現象有著密不可分的關聯性**。尤其是，糖化終產物這個化學反應一直到最後是不可逆，套一句我們常說的**「再也回不了頭」，原來好好的蛋白質因為糖化而崩壞了**。更慘的是，會造成身體慢性發炎的糖化終產物並不會隨著時間消失，**反而是隨著年齡的增加，糖化終產物在體內的累積量也隨之增加**。

由於糖尿病患者的血糖濃度上升，生成糖化終產物的速率也隨之上揚，因此糖尿病可視為「加速老化的病症」。

前面提過，**高血糖會導致糖化**，血糖濃度上升，生成糖化終產物的速率也隨著上升，而**糖化又引起慢性發炎**，我們可以這麼說，**高血糖可以被認為「老化加速器」**。因此，如果有高血糖的問題，應該即早就醫，達到即使老化也要健康的目的。

2-11 糖化讓皮膚鬆弛、長皺紋

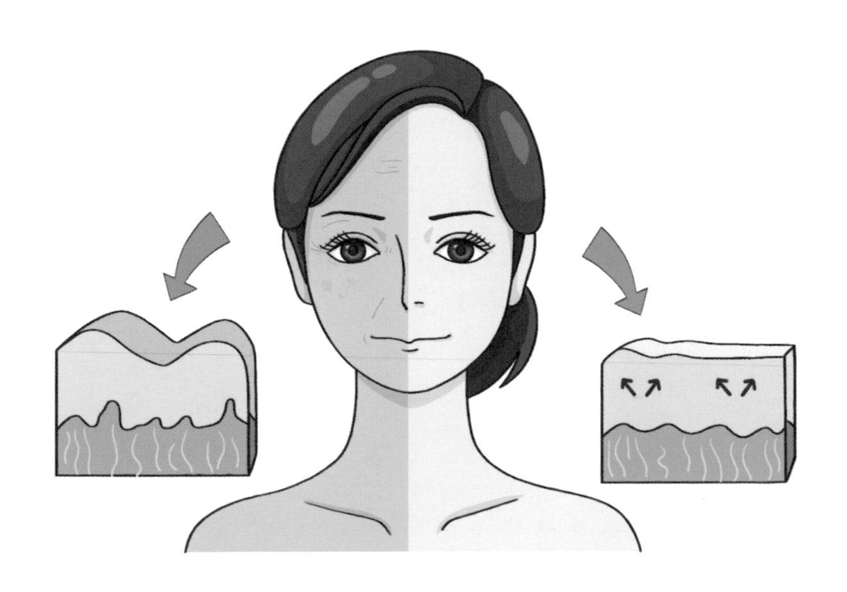

讓你皮膚Q彈澎潤的膠原蛋白、彈力蛋白都是蛋白質，只要是蛋白質都可能會糖化，身體老化可以是糖惹的禍，糖化終產物（AGEs），就是害你看起來滿臉皺紋與皮膚鬆弛的元凶

愛美的女人都明白，肌膚老化的原因有很多，外在因素，例如，紫外線、乾燥、氧化等，而**糖化則會導致肌膚從身體內部開始老化**。

當血糖過高，糖很容易就會和皮膚真皮層內的膠原蛋白結合，產生大量糖化終產物AGEs，使得膠原蛋白纖維硬化、斷裂、失去彈性，肌膚失去張力而變得鬆弛，皺紋就跑了出來，皮膚黯沉無光澤。

所以只要女人都要注意，想要皮膚澎潤、有彈性，**不只抗氧化，更要抗糖化！**少吃點糖，除了不變胖，更能遠離糖尿病與糖尿病的併發症，還能讓皮膚健康美麗。

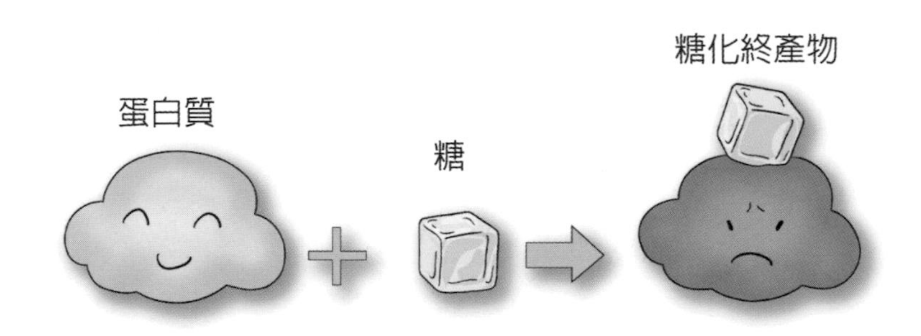

糖化作用

皮膚暗沉老化的元兇

PART 3

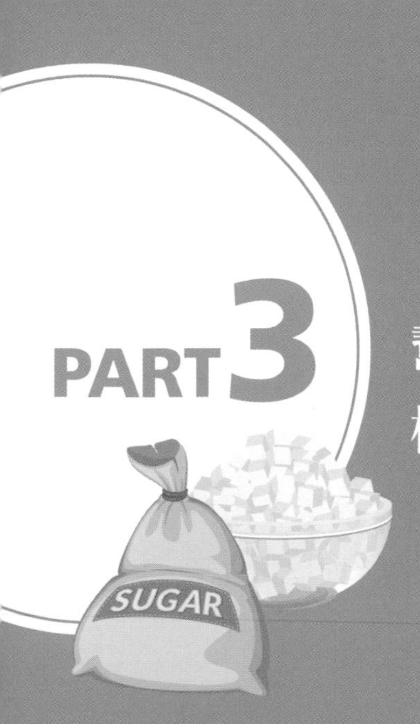

幫助血糖穩當當的營養素與植物性成分

如果有在關注生物科技、製藥、或化妝品成分的讀者就能發現，有許多藥品成分並非憑空出現，它們往往都被宣稱，這些治療成分最先是來自於某些特殊的植物或是藥用植物，**這些成分我們也將之歸類於「植化素」**。所以讀者現在應該不難理解「藥食同源」、「食補、藥補」的道理。那麼，即使是我們日常的食物，都被很多科學家宣稱可以降血脂、降血糖等功能就不會覺得意外了。

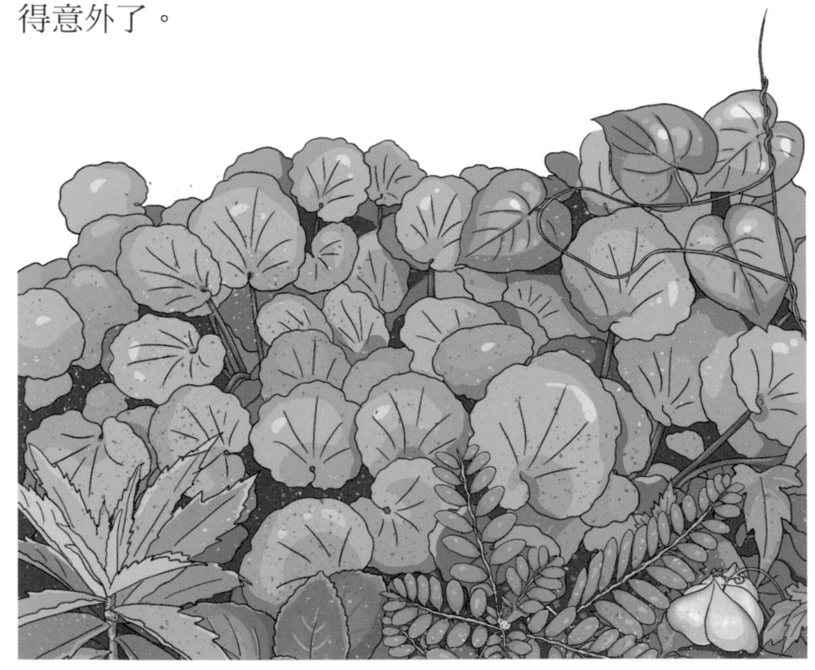

確實，若從醫學的角度看，任何食物都有其營養成分，這些成分都能在身體裡發揮不同的功效，有些不只能提供養分，某些成分甚至可提升生理機能、預防或改善疾病的效果。尤其是本書的核心觀念，糖尿病。

即使是現在，一旦發生糖尿病，醫界對於糖尿病的治療一向較倚重藥物的研究與應用，而多數病患與家屬也認為只要按時服藥就能有效控制糖尿病。這是正確的，遵照醫師囑咐按時用藥，是最安全有效。但是如果有其他方式可以輔助治療、或者能達到「預防勝於治療」，例如，**控制調整或擬訂個人飲食計畫，讓患者對藥物的倚賴減輕；或者吃某些可以穩定血糖的食物，別讓血糖忽高忽低，這對所有人而言，可說是有百利而無一害。**

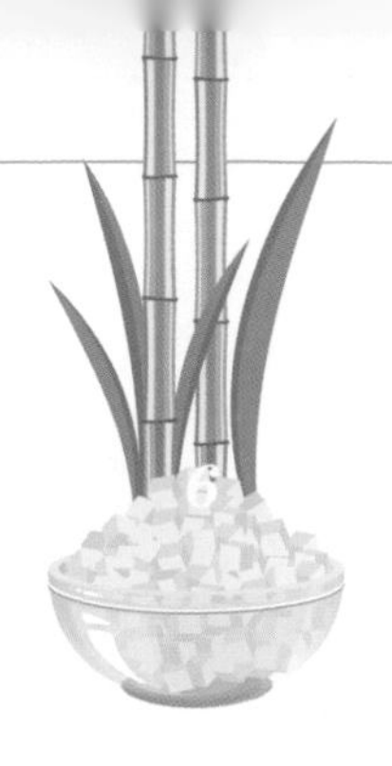

平穩血糖的營養素

相信不少讀者會在家裡準備或者隨身攜帶綜合維生素、維生素B群等營養保健品。這些保健品裡面所含的主要成分，不外乎是我們生存所需要的維生素、礦物質。

其實，**如果飲食正常均衡，理論上維生素、礦物質這兩類營養素都不容易缺乏，因為這兩類營養素都來自蔬菜、水果，而我們對這些營養素的需求，只需很少很少的量**。但是由於現代人飲食不正常、加上暴飲暴食、飲食不均衡，所以才有這類額外補充的保健品應運而生。

對維生素和礦物質，**我們所需要的量不多，但是沒有它們也不行**。如果人體缺乏維生素、礦物質會生各種不同的疾病。既然我們需要的並不多，但是因為是額外補充，因此有可能會過量，吃太多可能中毒。小心，**任何營養素，包含醣類、脂肪、蛋白質在內，過猶不及都不是好事**。

3-1 維生素

如果有機會閱讀醫學書籍上對維生素的定義，大概會看到：維生素它無法像醣類（4大卡）、蛋白質（4大卡）及脂肪（9大卡）那樣產生能量。但是我們身體裡面，除了產生能量，還有更多的化學反應在身體的每一個角落進行著，例如，**肝臟其中的重要功能就是解毒，缺乏維生素，解毒功能會打折扣**。當然還有其他細胞的特殊功能，例如，製造荷爾蒙、皮膚受傷了要修補、甚至幫助其他營養素的吸收、抗氧化、清除自由基、甚至可以讓免疫力更強壯，很多很多都需要維生素幫忙。**少了維生素，很多工作會不完整，甚至以失敗收場**。

以維他命C舉例說明。愛美的女性都知道，**維生素C能幫助製造膠原蛋白**，也可以促進細胞、牙床、牙齒、血管、骨骼的成長和修補⋯⋯。如果缺乏維生素C，牙齦會發炎和出血、牙齒脫落、皮膚容易出血、骨痛、關節腫痛⋯⋯。

Vitamins

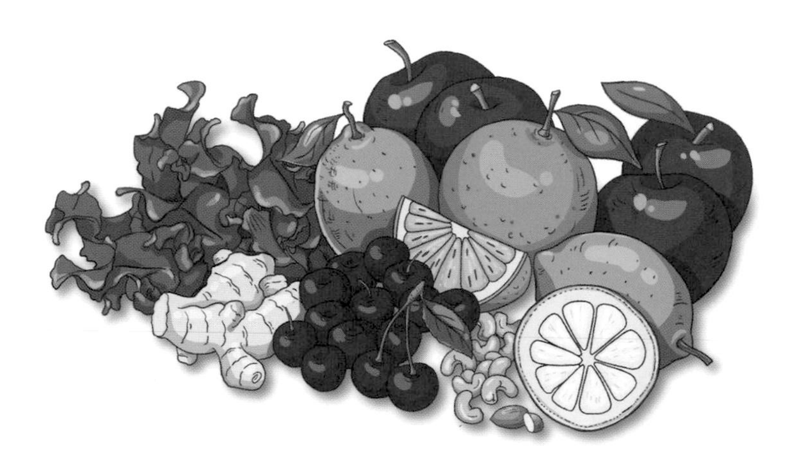

維生素C能協助製造膠原蛋白，膠原蛋白之所以很重要，不是因為它讓皮膚澎潤有彈性，而是**膠原蛋白可以填滿細胞與細胞之間的縫隙。細胞與細胞之間的縫隙填滿不滲漏，是人體生存機能**，而皮膚澎潤有彈性，只是順便而已。愛美的讀者大概要抗議了，覺得這才是最重要的事。不過，我們要在這裡重磅說明，命都快沒了，要那麼好的皮膚幹什麼！

拿微血管出血這件事來談。**紅血球應該在血管裡流動，正常情況下我們是看不到血**。缺乏維生素C，膠原蛋白產量不足，微血管的縫隙太大，血球就會跑出微血管，滲出到牙齦、皮膚組織，**從肉眼看起來就會有點狀「出血、滲血」，這也是維生素C會被稱為「抗壞血酸」的原因**。

而膠原蛋白也是骨頭重要的支撐成分之一，**糖會和蛋白質結合形成糖化終產物（AGEs），膠原蛋白也是蛋白質，也會被糖化（前面提過，膠原蛋白被糖化會讓皮膚長皺紋），骨頭裡的膠原蛋白被糖化，結構會改變，支撐力就會受影響，骨頭就不好了**。

除此之外，**維生素C還有很棒的抗氧化功能，是一種抗氧化劑**。氧化就是我們之前提過的「鐵生銹」（鐵+氧=氧化鐵=銹），**維生素C可以抗氧化，也可以抗糖化**。除了可以防止膠原蛋白被糖化，能更進一步協助製造膠原蛋白，可說是一舉數得。

就跟我們人體其他營養素一樣，維生素的功能不會只有這些，單單一種成分，它的功能比讀者能想像的多太多了，**也有些功能可能還沒被科學家發現**。雖然我們對維生素的需求量不大，但是缺乏各種維生素，也會造成相對應的疾病。

還有些維生素可以減緩身體已經出現的症狀。例如，**維生素D可降低胰島素阻抗、增加胰島素敏感度，有助穩定血糖**。

就跟維生素C的抗氧化一樣，維生素A、C、E與β胡蘿蔔素可以抗氧化、抗糖化，維生素B群也能夠預防糖化與氧化。**維生素B群不足也會讓氧化、糖化加速進行**。

至於我們前面說明過的，**糖尿病會併發神經病變**，肢體會出現疼痛、麻木、肌力下降、肌肉萎縮、甚至麻痺等病症，適當補充維生素B群，**特別是維生素B1與維生素B12，可以緩解末梢神經炎等病變的症狀**，有效緩解糖尿病併發的多發性神經炎。

維生素B群除了是人體代謝醣類、脂肪、蛋白質等營養素所必須的成分，當**體內有過量的糖會消耗B群**。

3-2 礦物質

在讀者印象中，還記得我們生活中哪些東西是所謂的礦物質呢？我們吃的鹽巴？顧骨頭的鈣？你們還可以想到什麼？

醫學上所謂的礦物質，包含身體需求量比較多的、也包含一些需求量比較小的。**需求量比較多的（巨量礦物質）**，讀者比較熟悉的，就是我們吃的鹽巴（鈉鹽，氯化鈉的「氯」和「鈉」）、高血壓患者用來取代鈉鹽的鉀鹽（氯化鉀，「氯」和「鉀」）。眾所皆知，在日常生活當中，如果這些**鹽分吃太多（吃太鹹），會很渴因而喝很多水，因而造成身體暫時水腫，這些就是科學家們所稱的「滲透壓」**。需求量比較多的礦物質，還有**形成骨頭和牙齒的鈣**（體內鈣離子含量也和抽筋有關）；當然還有其他如「鎂、磷、硫」等元素。

Minerals

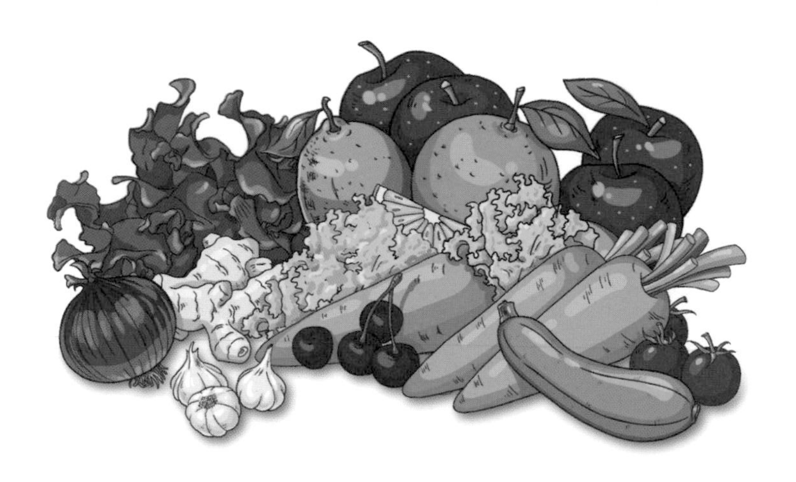

至於**需求量比較小的（微量礦物質，就是讀者常聽到的「微量元素」）**，包含牙膏裡含的「氟」；和甲狀腺腫大有關的「碘」；還有我們紅血球裡的「鐵」；跟男人幸福有關的「鋅」；還有其他如鉻、錳、鉬、硒等等。

不論是需求量大的或者需求量小的，礦物質的功能很多，由上面來看，**礦物質可以調節身體酸鹼值的平衡、滲透壓，神經衝動與肌肉收縮、構成骨骼牙齒**，當然它們也和體內酵素有關，**礦物質也可以組成我們身體**

的一部分。

跟維生素一樣，上面提到的只是礦物質功能的一部分而已，一開始利用這些生活上比較常聽到的物質作為例子說明，讀者比較容易了解礦物質是什麼，接下來我們就繼續**把幾種和血糖（糖化）有關的礦物質**提出來探討。

鉻

鉻是**耐糖因子（Glucose Tolerance Factor；GTF）**的成分之一。1959年美國農業部人類營養研究中心主任瓦特莫茲（Walter Mertz）博士確定它是一種**「維生素、胺基酸與三價鉻（Cr+3）」的複合物**。一般人由食物中攝取到三價鉻，會在體內轉化成GTF。GIF存在於身體的各組織細胞內，可與胰島素結合，將血液的葡萄糖順利送入各細胞內，進而協助葡萄糖的正常代謝，因此稱之為「耐糖因子」。

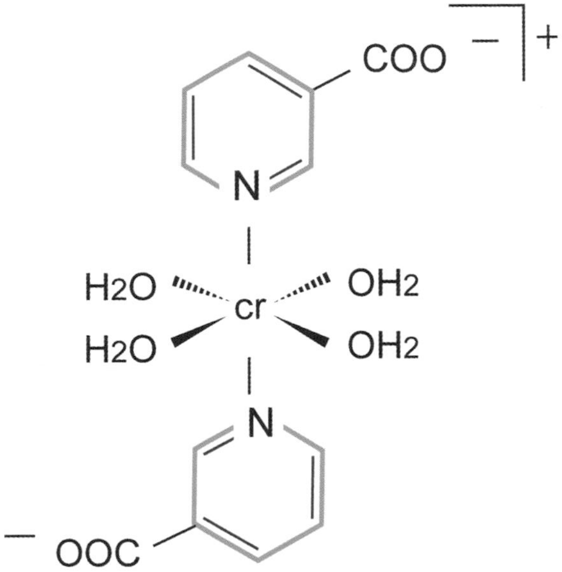

耐糖因子GIF示意圖：中心Cr為三價鉻離子

GTF會被稱為是耐糖因子的原因是，**GIF是胰島素的輔助酵素**。換言之，當我們吃下食物，經小腸吸收到血液，**胰島素就會通知細胞去取得葡萄糖**。而存在細胞內的GTF就是負責接收胰島素所傳達的訊息，沒有接收到這個訊息，細胞一樣開不了門，糖就無法進入細胞。

GTF對糖尿病患者是很重要的營養素，所以，如果三價鉻長期攝取不足，體內合成的GTF將會因此而減少。一旦細胞內缺乏GTF這種必要的輔酵素時，葡萄糖就不能有效的進入細胞，葡萄糖就會繼續在血管裡流來流去，血糖也會因此而升高，進而會造成糖尿病的臨床症狀。

鋅

《美國臨床營養雜誌》（The American Journal of Clinical Nutrition）曾經發佈一篇文章，藉由分析過去的研究成果，在14個國家的1700名受試者中，都看到**「鋅」的其中一個功能是可以調節糖尿病患者的血糖**，幫助糖尿病前期的高風險患者，不要讓血糖持續飆高。**因為「鋅」是胰島素的組成成分之一**。

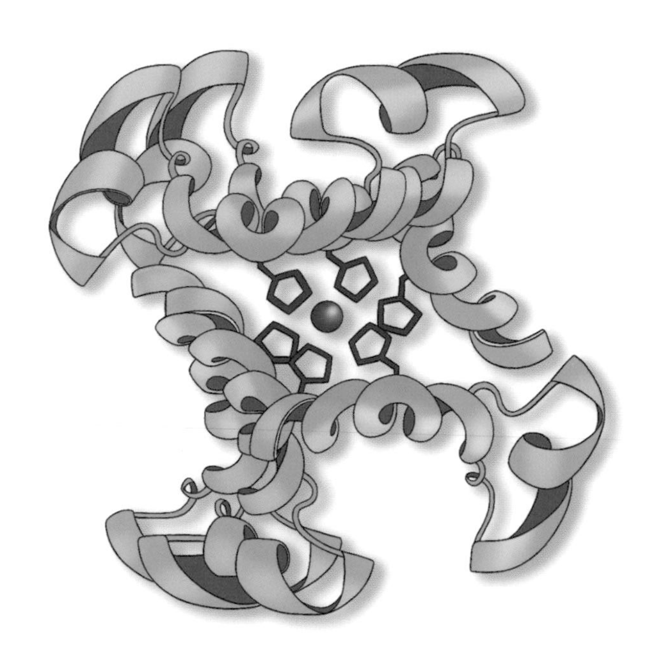

胰島素電腦示意圖：中心紅色是二價鋅離子（Zn+2）

意思是，如果身體缺乏鋅，表示胰島素的製造量會下降、製造出來的胰島素品質也很不穩定，容易演變成高血糖。但如果有足夠的鋅，就可以製造足夠的、品質良好的胰島素，就能讓血糖值維持穩定。

除此之外，在糖尿病的治療中，鋅也具有關鍵作用。鋅是脂質代謝中重要的輔助因子，有助於糖尿病患的脂質代謝，減少糖尿病患心血管疾病併發症的發生率。

鈣

缺鈣會誘發骨質疏鬆，已經是眾所皆知的事實。權威期刊《糖尿病治療》上發表了，女性缺鈣還是糖尿病的直接誘因。此篇報導了在長達20年的跟蹤調查中，結果發現，**鈣攝取量最高的女性比攝取量最低的女性，患糖尿病的風險低21%**。

研究者認為，缺鈣之所以會誘發糖尿病，主要原因為，鈣是胰島素分泌的「開關」，**當β細胞（製造胰島素的細胞）接收到充足的鈣之後，才會開始分泌胰島素**，也就是說，如果鈣攝取不足，身體就無法順利地接收到需要分泌胰島素的訊息，當胰島素無法正常分泌，血液中的葡萄糖就沒辦法進入細胞讓細胞利用，血糖濃度就會持續在高檔，會增加患糖尿病的機率。

鎂

身體若缺乏鎂，也**會導致細胞對胰島素的敏感度降低，產生胰島素阻抗**，葡萄糖就無法順利轉換成能量。鎂和鈣的缺乏，都會導致細胞對胰島素的敏感度下降，進而引發高血糖。

鎂元素不僅影響身體的血糖平衡，也影響神經肌肉功能和免疫力。《鎂元素的奇蹟》的作者卡洛林・迪恩博士（Dr. Carolyn Dean）指出，很多健康問題，其實都和鎂元素攝取不足有關，而且相關證據非常充足，在PubMed醫學文獻數據庫中，有多達15,000篇論文研究鎂元素對身體的影響。

美國農業部的數據顯示，以前人們的飲食中所含的鎂元素，遠遠多於現在。而現代人比任何時候都需要鎂。**因為壓力太大、愛吃糖、服用處方藥等，都會讓身體消耗大量鎂元素**。而當身體需要很多鎂元素，攝取量又不足，身體就會從骨骼裡抓取鎂元素。鈣能強化骨骼密度，鎂則讓骨頭更靈活、不易折斷。這就是所謂的挖東牆補西牆的概念，缺乏營養素對身體的影響絕對不只是一小部分而已。

3-3 膳食纖維

我們每天吃的「膳食纖維」（大部分來自蔬菜、水果等），說得白一點，其實就跟牛、羊所吃的草差不多。看起來我們似乎比較幸福，我們吃的纖維比較嫩、比較甜、比較好入口。不過，這只是站在人類的觀點看牛、羊，或許覺得，牠們吃的草比我們吃的蔬菜水果更美味也說不定。

我們吃草對血糖有什麼影響？我們又不像牛，可以把草的纖維素（由許許多多的葡萄糖所構成）轉化成養分？是的，雖然我們無法把纖維轉成養分，但是纖維素對我們有非常多的功能，例如，幫助腸胃道蠕動、讓排便更順暢。但是讀者可能比較不了解的是，**膳食纖維可以減緩食物中的醣類（糖分）被小腸吸收的速度，防止餐後血糖急遽上升，有利於血糖的控制**。

話說回來，我們還是以**科學方式分析膳食纖維（Dietary Fiber），還有它們對血糖穩定的影響**。

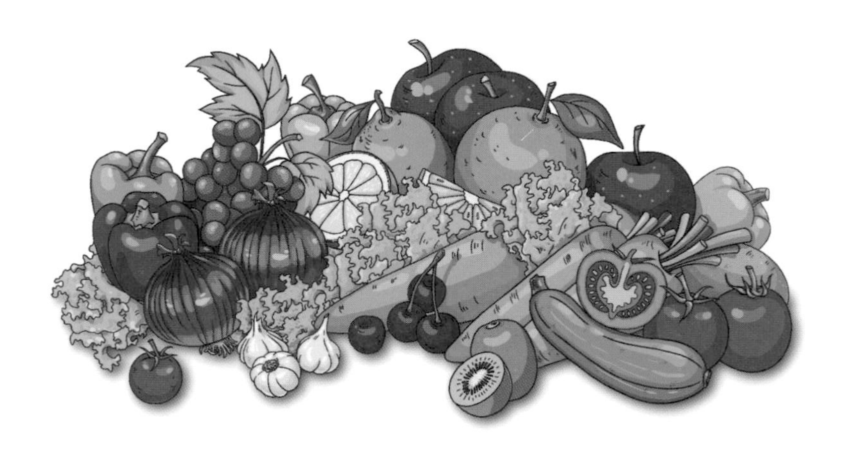

所謂的「膳食纖維」指的是食物中不會被人體消化、吸收的植物成分的總稱，大部分是屬於「碳水化合物」。膳食纖維可以分為「水溶性」及「非水溶性」兩類。**植物膠、果膠等屬於「水溶性纖維」；纖維素、半纖維素和木質素，就是我們平常所見的木材、草的主要組成成分，屬於「非水溶性纖維」**。

「水溶性膳食纖維」

光看文字很難理解什麼是水溶性，就字面上來看，就是可以溶解在水裡的纖維。聽起來很矛盾，是吧！既然可以溶在水裡，又怎麼會稱之為纖維呢？纖維不是應該是一條一條的嗎？

讀者應該吃過**比較軟嫩、黏稠、膠質含量比較多、摸起來黏TT**的食物或水果，**這些是可溶性纖維含量較多的證據**，例如，燕麥、南瓜、蘑菇（菇類）、海帶、愛玉、蒟蒻、柑橘類、芒果、木瓜、香蕉、草莓等等。

當我們吃進這些食物後，裡面所含的**水溶性膳食跟醣類充分混合後，可以讓醣類的消化、吸收的速度比較慢（跟消化酵素接觸面積減少），進而讓飯後血糖上升的速度變慢**（這意思是，身體不需要一下子就需要分泌那麼多的胰島素），對於血糖的控制有很大的幫助。除此之外，**水溶性膳食纖維還能協助糞便膠質化，具有軟便作用。**

水溶性膳食纖維含量較高的食物

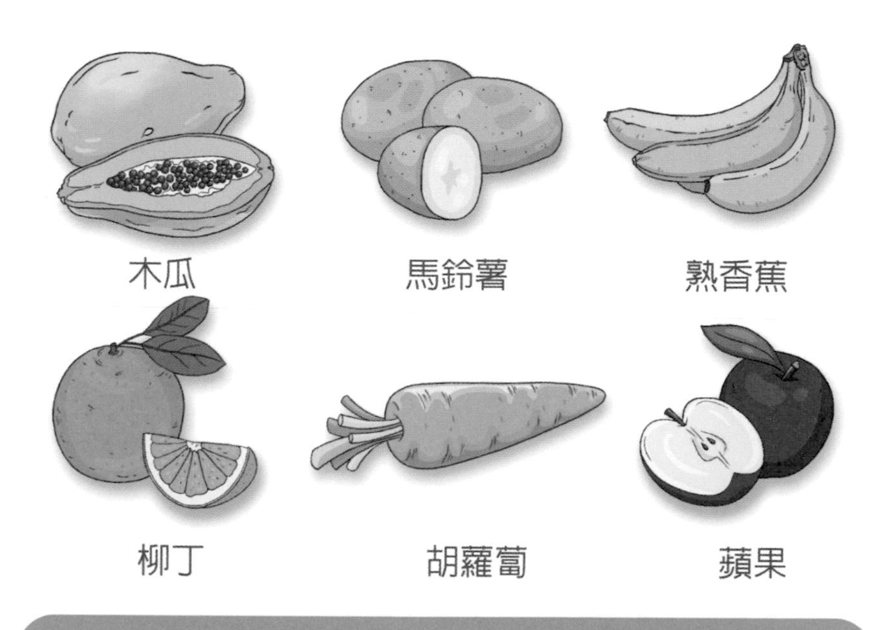

木耳、愛玉、仙草、蒟蒻、柑橘、燕麥、燕麥麩
大麥、蘋果、木瓜、馬鈴薯、熟香蕉、柳丁、胡蘿蔔

「非水溶性纖維（不溶性膳食纖維）」

不溶性纖維含量比較多的食物比較像牛羊吃的草，**吃起來會比較脆、比較硬、比較粗，甚至可以看見一絲絲的纖維**。例如，平常我們吃的芥藍菜、芹菜、蘆筍、小黃瓜、蘑菇、地瓜、梨子、鳳梨、蘋果等等都屬於非水溶性纖維含量較高的食物。

非水溶性膳食纖維吃進來之後可以吸附食物中的脂肪及膽固醇（身體就比較不容易消化吸收），雖然**非水溶性纖維不會直接影響血糖濃度，但對於預防糖尿病併發症是有正面的幫助！**另外，非水溶性膳食纖維還能增加糞便的重量、刺激腸道蠕動，對協助腸道排便有很重要的功能。

非水溶性膳食纖維含量較高的食物

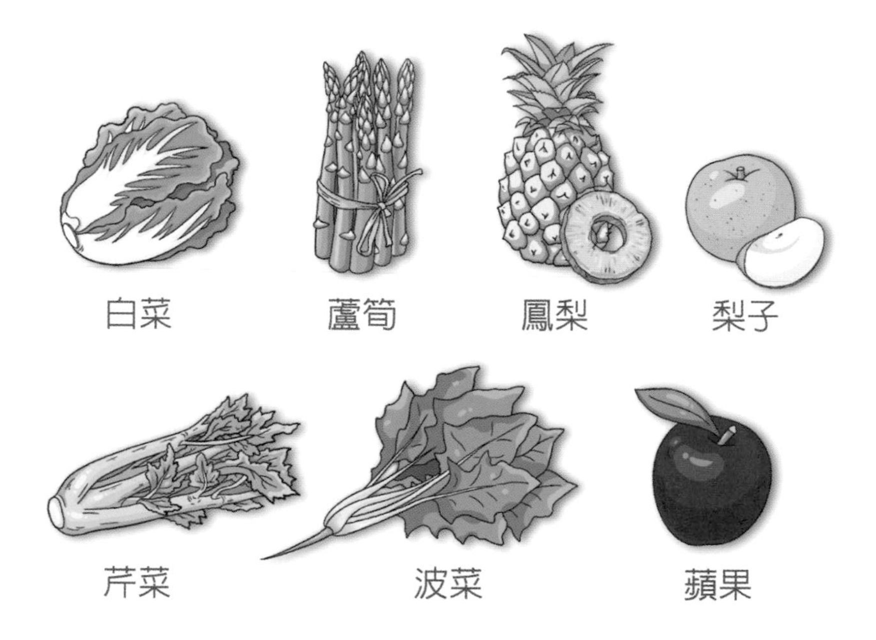

3-4 植化素

長期以來，讀者大都知道多吃蔬菜水果可以獲得豐富的維生素、礦物質、膳食纖維等植物營養素。但有越來越多的科學家發現，除了上述必需營養素外，**還有超過將近萬種以上的營養成分逐一被發現並證實，很多種類是有益身體健康，這些營養物質就是所謂的「植化素」（phytochemicals）**。phytochemicals，phyto指的是「植物」，chemical是指化學物質，phytochemicals就是這些植物生產的化學物質的統稱。

事實上，單純以人類眼光看，並不是所有的植化素都有益人體健康，例如，有些植物有毒、有些植物會造成過敏、有些會導致腹瀉等，因為這些化學物質是植物用來保護自己的方式，不要來吃我！除去這些對人體有害的物質，有益身體健康的其他營養成分，**統稱「植物營養素（phytonutrient）」**，也有科學家稱植物營養素為「21世紀的維生素」或「第七類營養素」。

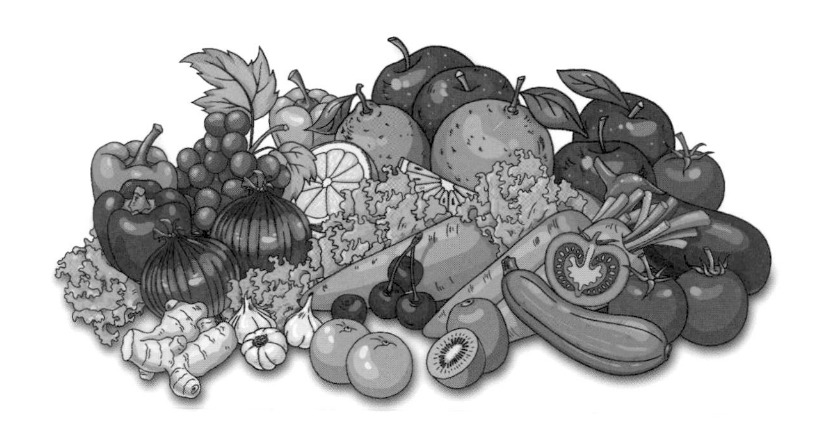

當讀者在欣賞大自然，或者去市場買菜，紅、橙、黃、綠、藍、靛、紫，各種顏色、各色蔬果，美不勝收。這些**亮麗的顏色，是植化素的呈現**；蜜蜂、蝴蝶前來採花蜜協助開花植物繁衍下一代，也是植化素的表現；**葉綠素吸收陽光行光合作用**，而有些成分**可以避免紫外線傷害、避免病蟲害**等等，都是不同植化素的妙用。

對於植化素，大家比較常聽到的「多酚」是其中一種，它的抗氧化能力是維生素C及維生素E的數倍甚到數十倍；兒茶素、大豆異黃酮、茄紅素、類胡蘿蔔素、白藜蘆醇、薑黃素都是屬於植化素。

到目前為止的研究顯示，不同的植化素可以對人體發揮不同的功用，包括抗氧化、清除自由基、調節免疫力、改善血液循環、抑制發炎、抗過敏、抗細菌、抗病毒感染、減少罹癌風險等等。那麼，**植化素和抗糖化有什麼關係？**

之前的章節提過，要避免「糖化終產物（AGEs）」有2種方法：

1、避免「糖化終產物」在體內產生。

2、避免吃進來的「糖化終產物」被人體吸收。

植化素對抗糖化的功能，我們簡單地說，

- **剛剛被吃進來的植化素，可以中和掉跟食物一起吃進來的「糖化終產物」，這樣我們就可以減少吸收「糖化終產物」進入身體；**
- **被吸收到體內的植化素，除了抗氧化，也同時可以抗糖化，減少糖化的發生。**

所以，多吃含有多酚、兒茶素、大豆異黃酮、茄紅素、類胡蘿蔔素、薑黃素等營養素都能協助身體抗糖化。深綠色葉菜類、豆類、柑橘類、漿果類、番茄、堅果類等，都是身邊隨手可得的抗糖化食物。

植化素主要存在於植物的果皮、種籽等地方，而這些對現代人而言，不是被削去就是被丟棄的部位。所以下次吃水果，記得最好連果皮一起吃。至於香蕉皮嘛，那就算了，除非你剛好失戀。

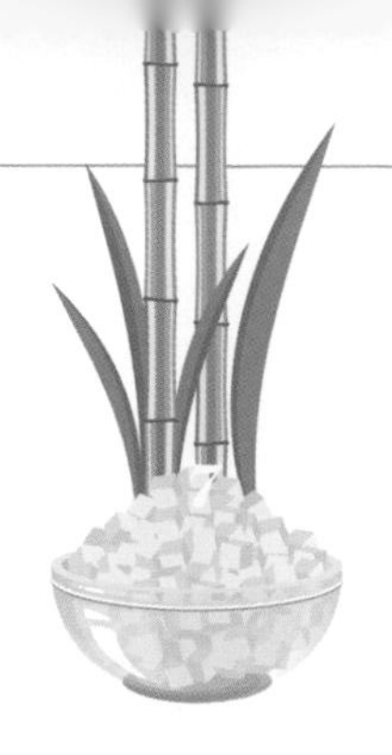

吃苦當吃補——平穩血糖的生藥成分（植化素番外篇）

植物除了提供必需營養素（維生素、礦物質、膳食纖維）外，被發現還有超過將近萬種以上的「植化素」（phytochemicals）有益身體健康。**很多植物含有共同的植化素**，例如，洋蔥、薑黃、紅葡萄、綠茶、藍莓、葡萄、巧克力、蘋果等**數千種蔬果都含有多酚類（多酚是一個大家族）**。

又例如，生物類黃酮這個植化素。洋蔥、青椒、茄子、蘋果、柳丁等多達**四千多種蔬果都含有生物類黃酮（另一個大家族）**。在這兩個例子中，**洋蔥同時含有多酚與類黃酮**，洋蔥同時也含槲皮素（另一種抗發炎的植化素）、蒜素、水溶性膳食纖維。所以讀者應該常聽到專家提起，洋蔥是種物美價廉、非常超值的超級食物。

既然有很多不同種類的植化素存在於許多不同的植物裡，**就會有某些植物含有極為特殊的植化素**，意思是，某些特殊的植化素只存在於少數的植物裡。科學家們在研究各種植化素時發現，有些成分的功能可以達到調節血糖的作用。

前面我們討論了普遍存在各種蔬果裡的植化素，現在我們就來探討**只存在少數植物、且跟血糖調節有關的特殊植化素**。

3-5 苦瓜胜肽（多肽）

苦瓜，很多人吃不下口，可是對某些人而言是人間美味，愛吃的人認為就是因為它帶有苦味，才特別好吃。這是什麼狀況？海邊有逐臭之夫、有怪癖？先不談怪癖，再醜的男人都有人愛啊！

先看看苦瓜有哪些營養素。苦瓜含豐富的維生素C、B1、B2、葉酸，以及鈣、鎂、鉀等礦物質，還有膳食纖維。不錯，看起來滿營養的。

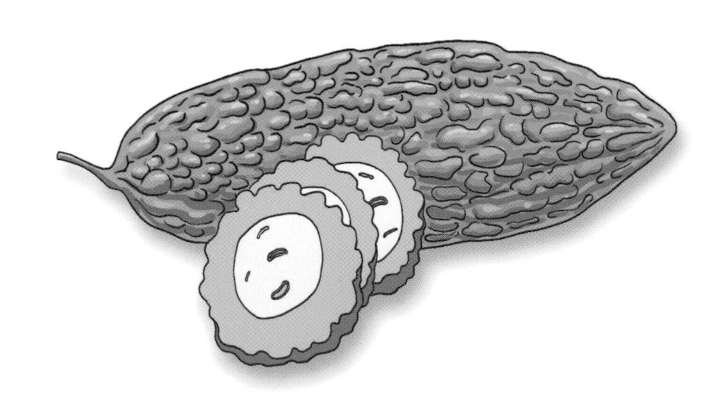

最早被確認為是「植物胰島素」的植化素，是來自山苦瓜中的「苦瓜多肽」。研究發現，**山苦瓜含有可以活化「轉錄因子PPAR」（血糖藥物的藥理機轉）的成分，可促進胰島素分泌，達到降血糖的效果**（「轉錄因子PPAR」是學術名詞，我們暫不討論，否則讀者可能先暈頭轉向。）。目前有更多的研究顯示，PPAR的活化，可以牽涉到抗發炎、抗病毒、抗癌等免疫調節功能。目前該成分已被開發成為調節、穩定血糖的保健食品。但是請讀者注意，**苦瓜多肽可以穩定血糖，但不是用來治療、根治糖尿病的成分，這點不要弄錯了**。

繼苦瓜多肽之後，研究人員又陸續發現，在桑葉、月見草籽、蘿芙木、番石榴葉、鴨跖草等植物中也含有類似「苦瓜多肽」作用的「植物胰島素」。不過，由於這些植物並不常見，取得不易，因此我們不在此多加描述。

不想吃保健品，吃苦瓜也很讚，既能享受美食（雖然有一點苦），也能達到健康的目的，何樂而不為？

3-6 黃蓮生物鹼

「啞巴吃黃蓮，有苦說不出」。和苦瓜一樣，黃蓮是一種有苦味的常用中藥。

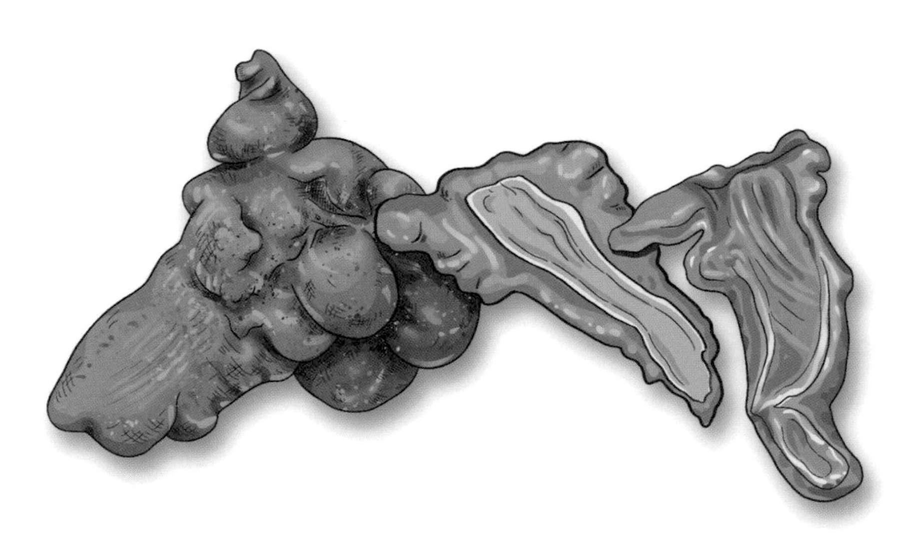

科學家從黃蓮中提取出一種生物鹼（植化素的一種），此生物鹼就是黃蓮素，又稱「小蘗鹼」。臨床研究證實，**黃蓮素確實有顯著的降低血糖的作用**。但許多專家也表明，黃蓮素降血糖的機轉到目前為止仍不清楚，而且即使黃蓮可以降血糖，但是**它的整體效果仍然無法超越常規的降血糖藥物**。

也有專家認為，黃蓮素雖有降血糖的效果，但目前臨床上醫師並不推薦黃蓮作為常規降血糖治療，只能算是給患者多了一種輔助治療糖尿病的選擇，而它可與降血糖藥物合用，但**想要完全取代降血糖藥物並不可行**。請切記，如果要使用，一定要和醫生討論。

3-7 人參皂苷

在所有醫書中記載，人參香氣特異，味甘、微苦。經研究，**人參皂苷含量越高，口感越苦**。人參在東方世界一直被視為「生藥之王」。

近年來經科學分析，發現人參含有很多藥效的成分，既可養身，也能治病。而最近的研究發現，**人參中的有效成分「人參皂苷」對胰島素的分泌和血糖的調控可能具有輔助的效果**，讓胰島細胞隨著身體的需求，自動調節血糖的高低。不過，最終結果仍待進一步驗證。

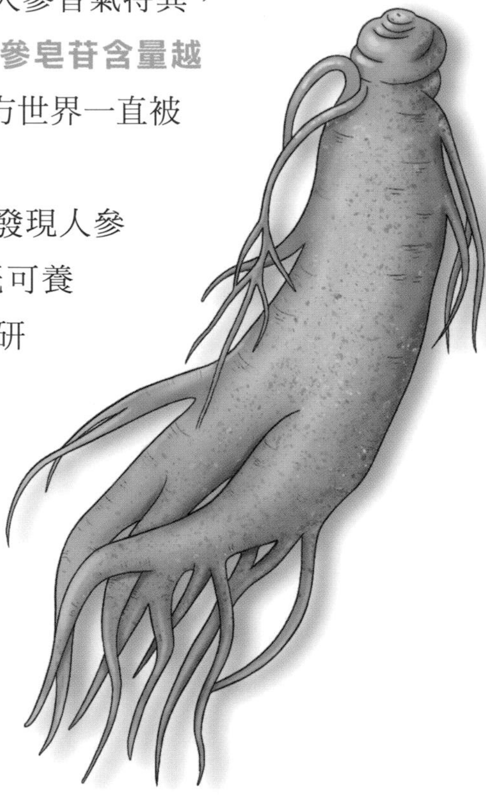

對人參的研究結果雖然令人振奮，不過，如果若想單靠吃人參、喝人參茶改善糖尿病，可就打錯如意算盤了，因為想藉由食補獲得足夠的人參皂苷，一次得吃二、三百根才夠，效果還沒達到，荷包就先大失血。但如果有糖尿病家族史、或擔心不知是否會得糖尿病，想要「預防勝於治療」，人參皂苷將會是其中一個不錯的選擇。

請注意，補品通常是利用中藥材（植化素）的功效來達到滋補、調整體質的目的，但別忘了，中藥也是藥，**許多中藥會與西藥產生交互作用**，可能導致藥品效果增強、或抵銷藥物的作用。不論哪一種，都不利於疾病的控制。尤其是藥膳食物裡常見的當歸、人參、芍藥、黃耆、枸杞與甘草，對許多治療三高及慢性疾病的藥物都具有交互作用。因此建議，若想利用人參改善血糖問題，需要和醫生進一步討論。

即使談了這麼多有利於調整血糖的食物與生藥，最後還是要提醒讀者，**目前並沒有可以根治糖尿病的食物**。對於糖尿病的治療，當前醫界的共識是：飲食控制、運動、血糖藥物多管齊下。而這些**尚未被科學完全**

證實對糖尿病具有療效的生藥，可以拿來在平常時期當作保養用，正所謂「預防勝於治療」。倘若已經被診斷是患有糖尿病，為了控制自己的病情與身體健康，請務必諮詢醫師、營養師，獲得最適合自己的飲食模式，才是對病情最有利的方式。

PART 4 抗糖化生活——健康有活力

讓自己生活得像隻野生動物吧！別弄錯，不是要大家亂搞！

想像自己是一頭在野外生活的野生動物（想當哪一種動物，自己選）。當你在野地面對生存壓力，你必須去找吃的。可以吃到什麼，由當時的生活環境決定（春夏秋冬有不同的食物），而你能做，就是去把當下能吃的全找出來，靠這些食物過活。**作為野生動物，你不會有米其林餐廳可以選擇，也沒有外送人員幫忙代購代送食物**。

不談掠食者，這頭野生動物至少會面臨到兩個問題：牠**必須出去找食物（活動量非常足夠），牠不能挑食（什麼都吃，飲食均衡）**，不然可能就會餓死。

這是野生動物每天必須面對的生活模式。而我們人類早就脫離這樣的生活很久了：現代人類社會餐廳林立、而且食物豐富選擇多樣。因為**不用到處找食物，於是我們的活動量減少了**；有豐富的食物，於是我們**吃得太多**；有這麼多可以選擇，於是**養成了偏食的習慣**。

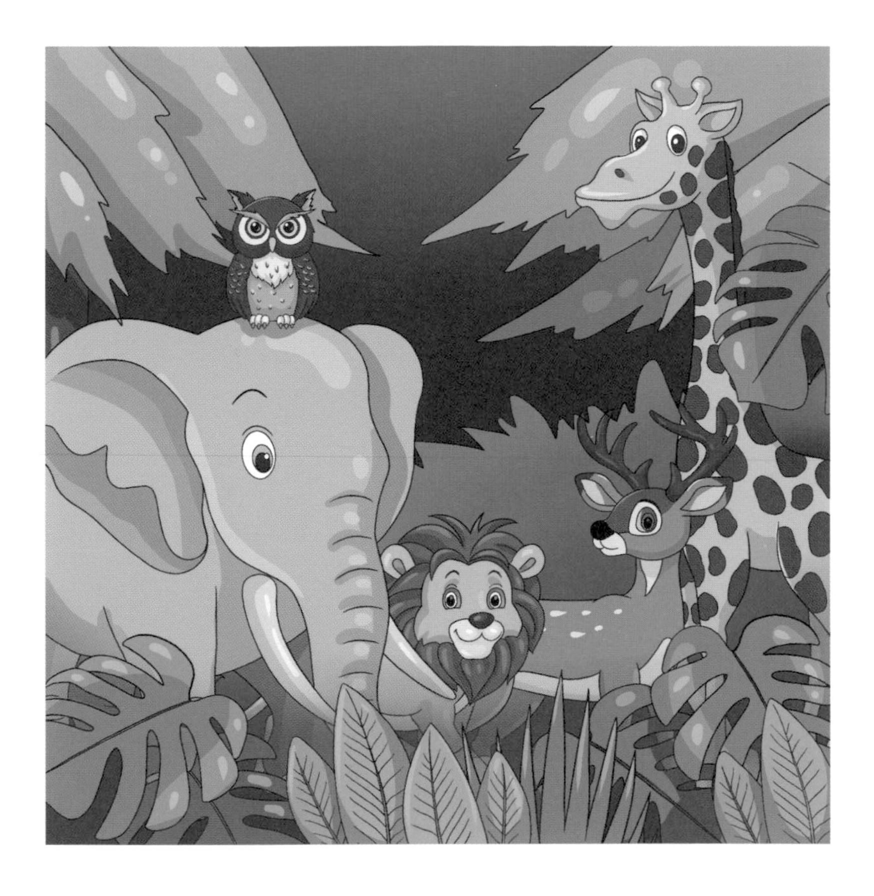

因此，才會有這麼多的科學家說，高血糖、高血脂、高血壓等等都是現在文明病（以前農業社會的人類比較少有這些問題）。**想要脫離文明病其實也沒有多麼深奧的道理，只需要飲食均衡、多運動，活得像野生動**

物就可以了。至於已經得到現代文明病的怎麼辦？飲食均衡、多運動再加上藥物控制，基本上就不會有太大的問題。

既然這麼簡單，罹患文明病的人為何還滿街都是？因為大部分的人只想利用藥物控制，**嚴重忽略了均衡飲食、多運動這兩樣的重要性**。而且這些患者大概也沒想過，均衡飲食、多運動雖無法治癒已經罹患的慢性病，但卻是能有效減少藥物的使用。

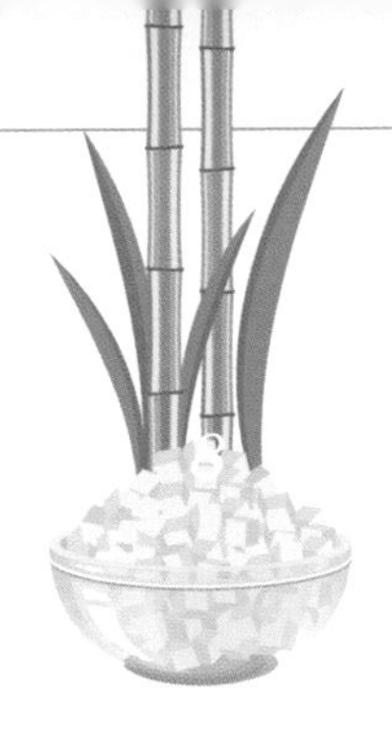

你是不是吃太多了？

在PART 2的一開頭，我們就提過，糖會讓全身都「生鏽」。撇開脂肪、蛋白質，這裡所謂的「吃太多」，指的是「醣、糖」吃太多，包含精製碳水化合物、含糖飲料、以糖調味的食物。過高的血糖會造成「糖化作用」，形成糖化終產物，糖化終產物會讓人全身生鏽、又老又病。

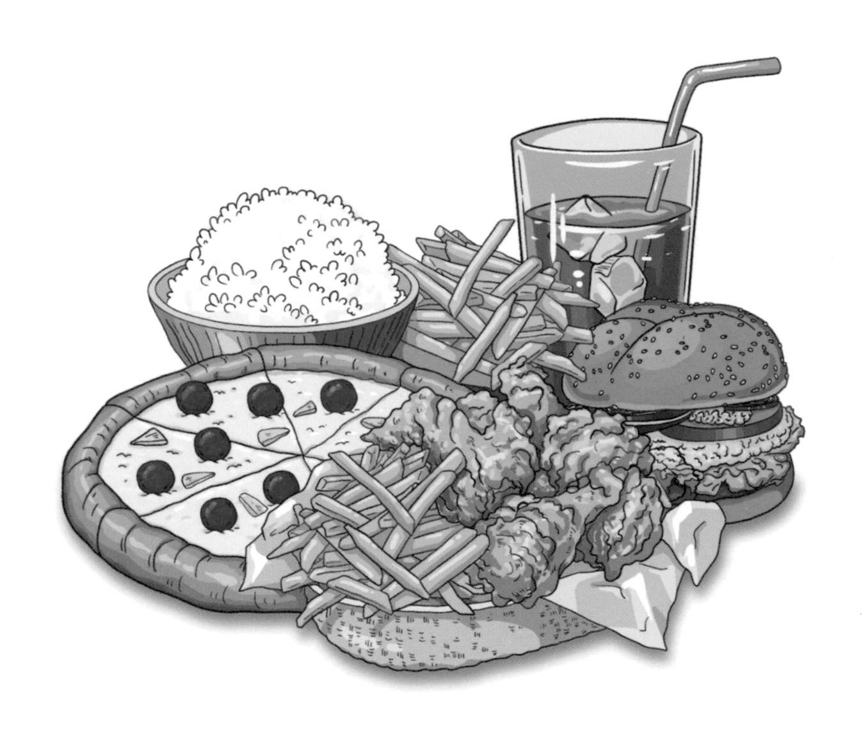

想讓自己身體健康、看起來年輕，請先從「少吃糖」開始吧！

4-1 無糖不歡——糖上癮

你知道嗎？糖上癮跟毒品上癮時的腦部反應是一樣的。研究顯示，糖會帶給我們快樂和渴望，作用類似毒品。

騙人。大部分的讀者除了不相信糖會讓人像吸毒一樣地上癮，更不相信自己會糖上癮。我們先舉例說明，然後讀者再自行判斷前面講的兩樣情況有沒有都被說中，再否認也不遲。

狀況1

去買珍珠奶茶時，

店家：「要全糖、半糖、少糖、微糖、無糖？」

讀者：「微糖好了！」

你是在自欺欺人嗎？為何不跟店家說：全糖或無糖？不敢點全糖，因為你知道吃太甜對身體不好。那麼，為何不點無糖呢？

這些手搖飲，**有含糖，喝起來絕對更有滋味**。如果不含糖，喝起來跟白開水應該沒有太大的差別。如果讀者不認為有差別，下次點無糖飲品試試，相信我，味道絕對不同，滿足感也大大不同。更何況，**這些含糖飲料，讓人喝了還想再喝，這是一種成癮的傾向**。

狀況2

生日、喜慶宴會時，總是要買個甜甜又充滿奶油的蛋糕慶祝？吃完正餐，會想吃甜點當作完美的結束？覺得壓力很大時，是不是會想吃甜食、巧克力紓解壓力？在家裡經常不小心就嗑掉一大包餅乾？順便喝下一杯又一杯的含糖飲料？

可能是從小養成的習慣，相信很多讀者都是在不自覺中吃下這些含糖食品，所以不覺得有什麼罪惡感，就是因為「不自覺」，才讓人越陷越深。

狀況3

當你去買水果時，應該會順便問商家：「水果甜不甜？」

老闆：「一定甜。不甜免費！」

如果買回去的水果不甜，大概會把店老闆幹譙一番，同時發誓下次再也不上門購買。

為何水果一定要吃甜的？你還敢說你沒有糖上癮？沒上癮的話，下次就吃不甜的水果好了（不甜的水果，有人說吃起來感覺像在吃番薯）。**不甜的水果絕對乏人問津**。

雖然說水果含有豐富的營養素（礦物質、維生素、纖維素、植化素等），不過讀者應該也認同，**水果所含的這些營養素絕大部分都可以從蔬菜中獲得**。但是，水果與蔬菜最大的不同在於，水果含有高濃度的蔗糖、果糖。甜美的糖，可以誘發大腦**伏隔核（nucleus accumbens）**（附註）的興奮，讓人開心、快樂，也讓人上癮。人會對快樂事物上癮，這點讀者應該不否認吧？

附註：伏隔核（nucleus accumbens，NAcc）也稱依伏神經核。在大腦的獎賞、快樂、笑、成癮、侵犯、恐懼及安慰劑效果等活動中有重要的作用。凡是讓人成癮的事物，都能提升伏隔核的多巴胺（dopamine）濃度，讓人心情愉悅。

看了上面的例子，讀者還會說糖不會上癮、自己沒有糖上癮？

話說回來，對於蔬菜，我們似乎沒有這樣的要求（應該沒有人要求蔬菜是要吃甜的！南瓜除外。）。所以，大家現在應該能理解，這是為什麼很多人不愛吃蔬菜，也很少聽說會對蔬菜上癮的原因了。

糖上癮比你想像的還要普遍

有去過美國或歐洲國家的讀者大概有發現，這些國家的甜點都很甜。雖然吃得時候嘴巴念念有詞：好甜喔！怎麼這麼甜啊？但是很多人吃起來還是滿開心愉快的，並不排斥。

加州大學舊金山分校小兒科教授魯斯提（Robert Lustig）說，美國大約有10%人口是真正的糖上癮者。更甚者，也有文章提出，在美國，每2個人就有一個有糖上癮的症狀。

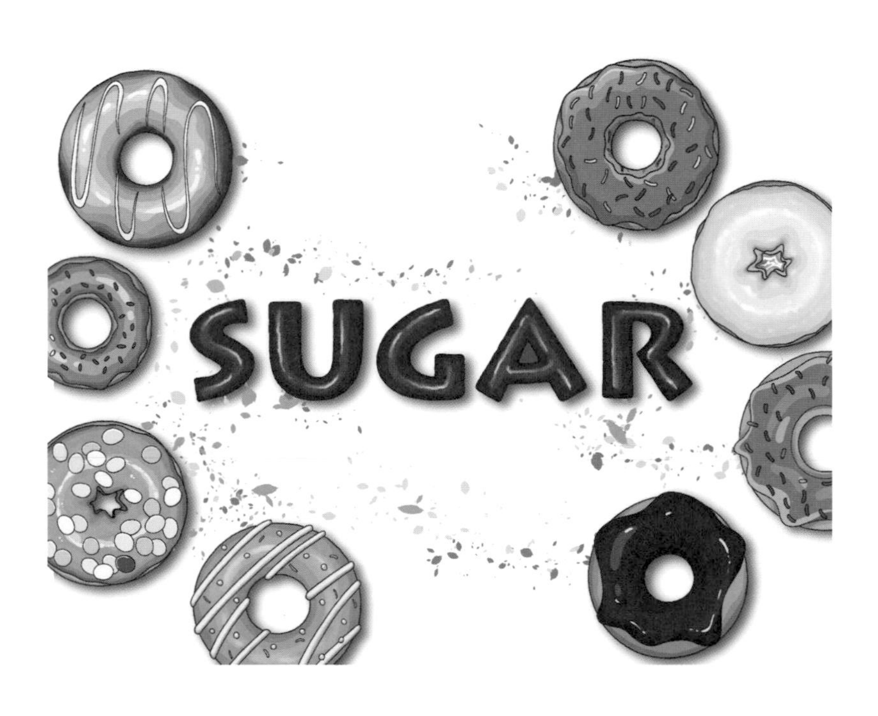

有許多的研究指出，**糖對大腦的影響類似毒品**。但是也有研究顯示，糖上癮，跟毒品的成癮過程有點不太一樣。因為**糖所引起的興奮感不像毒品那麼激烈，所以也不會像毒品一樣讓人有所警覺**。這也有可能是在我們的認知當中，糖本來就存在我們食物裡，並不覺得糖會對身體造成危害，因此平常也不會特別注意吃了多少糖，結果在不知不覺中就上癮了。

世界衛生組織（WHO）曾調查了23個國家人口的死亡原因，**得到「嗜糖的危害，勝過於吸煙」這項結論（癮君子們有沒有很開心啊？）**。WHO調查甚至提出了「戒糖」的口號。

毒品成癮，跟糖成癮的差別在於，**毒品讓人崩壞得比較快、也比較乾脆；而糖成癮則讓你得到各種慢性疾病，慢慢折磨你**。

雖然糖上癮這個說法依然存在許多爭議，但不可否認，吃太多糖對身體真的有害。請參考PART 2：糖，讓你又老又病。

但是，別誤會，不是要大家都不吃糖，身體是需要糖的，別忘了，我們的細胞只吃葡萄糖，尤其是腦細胞更不能缺糖。既然我們必須吃糖，那就挑「好糖」吃，「壞糖」就儘量避免。

好糖

哪些算是「好糖」呢？**好糖的來源是食物而不是食品，食物是天然的，食品是加工過的**。

例如蔬菜、水果，裡面就包含碳水化合物，而且這些糖分是緩慢地被消化、吸收進入身體血液裡，血糖上升的速度緩慢。除此之外，**食物裡還包含許多其他營養成分：礦物質、維生素、纖維素、植化素等**。

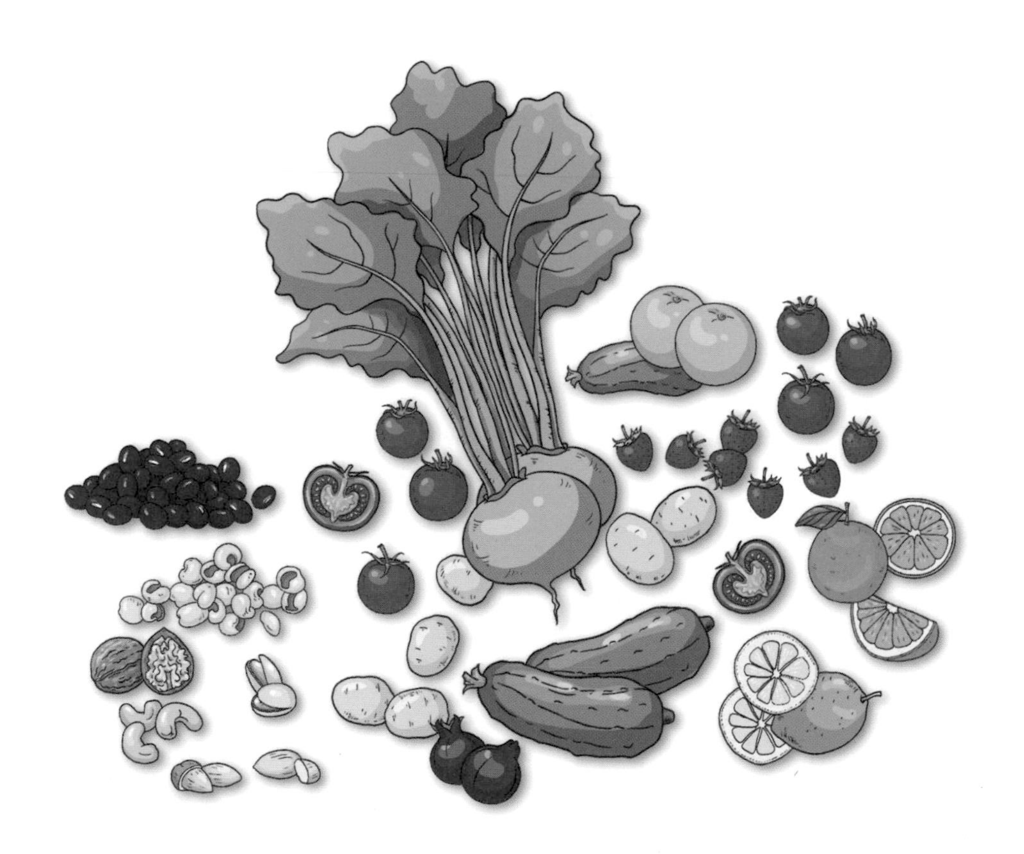

幾乎所有蔬菜、水果（原形）都符合這個條件：生菜、芹菜、芥藍、甜椒、黃瓜、芹菜、南瓜、胡蘿蔔、豌豆、洋蔥；橘子、藍莓、葡萄、甜瓜、草莓、桃子、香蕉、鳳梨、桃子、櫻桃、酪梨、番茄等。

如果有哪一種水果需要額外添加糖分才變好吃，這就不是我們應該吃的。

壞糖

特別是加工過的食品。**加工的食品，通常只有熱量，而含極少的營養價值**，例如，精緻糖、蛋糕、餅乾、含糖飲料等。另外，麵食、米飯、麵包等食物都是加工過的精緻碳水化合物，其他的營養素都在加工的過程中流失了。這些食品，很快讓腸胃消化吸收，只會令血糖快速飆高。**常吃這類食品，只會讓身體組織糖化更嚴重，慢性疾病越來越多**。

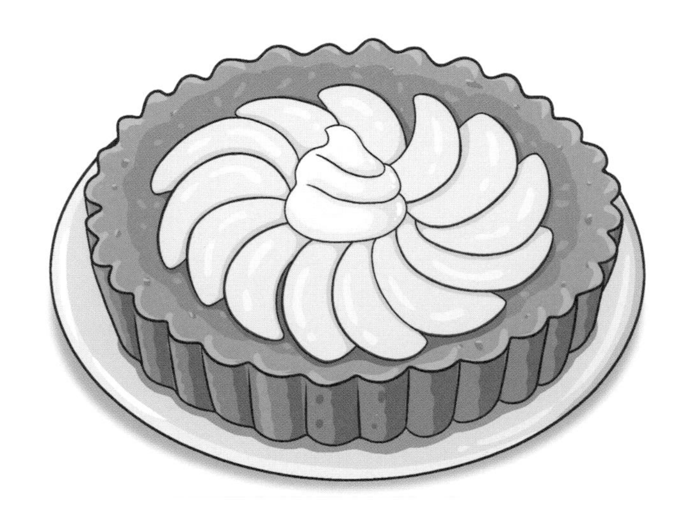

減少「壞糖」的攝取

現代人**以「方便」為主的飲食習慣，很難不吃到以糖調味或加工的食品**，那要如何避免吃到「壞糖」？有幾項原則可以參考：

- 盡量選擇新鮮食物，減少加工、醃製（糖漬或鹽漬）的食品。
- 若真要購買食品，養成查看食物營養標籤的習慣，例如沙拉醬、番茄醬。
- 想吃甜食，別選冰淇淋、蛋糕，儘量選擇水果，天然糖相對健康，但別選果汁。

4-2 每天可以吃多少糖？

我們一直在強調，身體需要糖。但問題出在，吃多少才不會過量？

國民健康署在2018年發布新版「國民飲食指標」中指示，添加糖的攝取量應少於每日總熱量的10%，而**減到5%更能為身體帶來更多的好處**。

那是多少？

以每日總熱量2000大卡計算，10%大約是200大卡，每公克的糖提供4大卡的熱量。**因此每日添加糖的攝取量應低於50公克**。減到5%，約25公克，大概是250毫升的含糖包裝飲料。

1杯700毫升的「全糖」珍珠奶茶，含糖量接近62公克，一天一杯就超過每日添加糖的攝取上限。

添加糖是指在製造、或製備食物、飲料時**額外添加的糖**，黑糖、蔗糖、糖霜、葡萄糖、砂糖、白糖、玉米糖漿、蜂蜜、楓糖漿等都算是。而有添加糖的食品，從蛋糕、餅乾到巧克力，幾乎所有的甜點都有添加糖；碳酸飲料、三合一咖啡、手搖飲等更含大量的添加糖。

上面所列出的都是人工製造的食品，含糖量都很驚人。**自然存在於食物內的糖，例如，牛奶、水果中的糖則不在此限**。

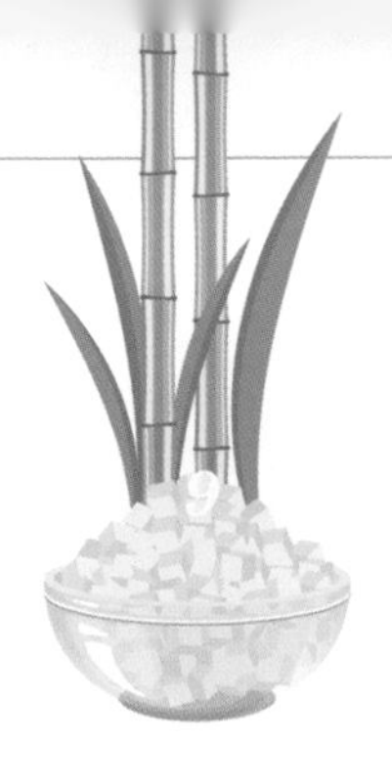

抗糖化這麼做
——調整飲食與適量運動

在PART 4出場序我們就談到野生動物每天必須面對的生活模式，想要活命就必須到處跑找食物、什麼都可以吃，因此，**「活動量夠」而且「飲食均衡」是抗糖化的重點**。在這裡，我們不是鼓勵大家去從事「荒野求生」，而是循著「多活動」、「飲食均衡」這類模式，才是最符合「自然模式」的生活方式。

4-3 管好血糖濃度與糖化血色素——可以操之在我

糖尿病患為了清楚自己的血糖變化，通常會在家備有「血糖機」檢測血糖的高低，作為病情控制的參考。不過，**血糖值代表的是「當下血液中葡萄糖」的含量**，當下的血糖值正常，並不代表沒有罹患糖尿病。若要確認是否罹患糖尿病、或想了解糖尿病是否獲得良好控制，**「糖化血色素」是指一段時間內血紅素被糖化的數量**，這段時間內血糖濃度越高，數值會越大。因此糖化血色素數值也是非常重要的參考依據。

在2-2　糖太多，全身泡在糖水裡我們有詳細描述3個指標：

空腹血糖值

空腹血糖值是8小時未進食的血糖值。**正常人的空腹血糖值在100mg/dL以下**，如果測試結果超過200mg/

dL，即可確診為糖尿病。若介於兩者之間，則稱為「空腹血糖障礙（Impaired fasting glucose；IFG）」，需要做進一步試驗。

餐後兩小時血糖值

正常的**餐後兩小時血糖值在140mg/dL以下**，超過200mg/dL即為糖尿病。介於140～200之間mg/dL，則屬於「葡萄糖代謝障礙（Impaired glucose tolerance；IGT）」。

糖化血色素

糖化血色素一般正常值在4.0～5.6%之間；數值在5.7～6.4%之間，則偏高，有罹患糖尿病的風險；數值≥6.5%則確診為糖尿病。

只要空腹血糖值、餐後兩小時的血糖值、糖化血色素，有任一項指標超過正常值，但還未到成為糖尿病時，都屬於「糖尿病前期」的患者。

看了上面這麼多的數據，讀者可能記不起來，依然是霧煞煞。不用擔心，只要不讓自己的血糖失控至此，這些對讀者而言都只是「一組一組的數字」而已，**因為這些數字都可以「操之在我」**。

「遺傳因素」（先天因素）+「環境因素」（後天因素）共同決定糖尿病的發病

第2型糖尿病占糖尿病患者約九成的比例，和**體重、飲食、運動有很大的關係**。正所謂「操之在我」，意思是你可以藉由「保持正常體重」、「適當飲食」與「規律運動」來預防，而**這3個因素正是所謂的「後天因素」**。

當家族中（祖父母、父母親、兄弟姊妹等親屬）若有人先後得第2型糖尿病，那就表示你自己或是你的子女得糖尿病的機率也會很高，這**說明它有先天遺傳的傾向**。

但是像第2型糖尿病這類的遺傳疾病和血友病、蠶豆症、色盲、白化症等「單基因遺傳」疾病不同，單基因遺傳疾病（體染色體顯性遺傳、體染色體隱性遺傳、X染色體性聯遺傳）一定會發病（顯性遺傳疾病只要一個基因有缺陷，隱性遺傳疾病是配對的兩個基因都有缺陷）。

而糖尿病、癌症、高血壓、消化性潰瘍與精神病等是屬於**「多基因遺傳疾病」**，意思是**由2個以上的基因突變所造成**。這類疾病也**會受到外在環境因素的影響而有不同的表現，所以也稱為「多因素遺傳疾病」**。

也就是說，**糖尿病是由遺傳因素（先天）和環境因素（後天）相互作用之後才產生的**。遺傳可能是一個背景，但它還不構成發病的條件。但是你若有糖尿病的遺傳背景，又在環境因素的作用下（飲食不控制、不愛活動），那發病率就會非常高。**先天因素不可改變，但是我們可以改變很多後天因素**。

多基因遺傳還有所謂**臨界作用（threshold effect）**的特性，當**異常基因的數目達到某一臨界點，才會出現異常的臨床症狀**；而當**異常基因數目超過臨界點**時，所**造成疾病的嚴重程度與異常基因的數目是成正比**。我們可以做的，就是讓這些基因不要持續崩壞：別崩壞那麼快、那麼多。

我們可以這麼說，撇開遺傳因素，現代人的糖尿病，大都是自己愛吃糖造成的。當然可以怪自己歹命遺傳到壞基因，但更要怪自己養成那麼多吃甜食的壞習慣。**從現在開始養成好習慣，永遠都不嫌遲**。

4-4 像牛一樣多吃草——高膳食纖維、好蛋白質、低糖、低脂飲食

怎麼吃、吃什麼可以決定一個人的健康。那麼，一般正常人要怎麼吃才健康？大部分人直接閃過的想法是：飲食均衡。這個觀念很抽象，要怎麼樣分配才算均衡？那麼，「少鹽、少糖、低脂」如何？好像不錯，但是你做得到嗎？

大部分人從小養成的習慣是：配菜不夠鹹不好吃；蔬菜不夠油吃起來澀澀的很難下嚥；不夠甜吃起來沒有滋味；醬料不足不夠香；……。就這樣，高鹽、高糖、高油的飲食讓身體的負擔越來越大，最後終於埋下禍根。

除了居家飲食，不健康的飲食在外食生活中也無孔不入：鈉不只來自鹽巴，也來自味素（MSG；mono sodium glutamate），而味素提供鮮味，是外食湯品的一個主角，只是店家沒讓你看到他們加了多少；一杯手搖

飲、一瓶罐裝可樂，一天的添加糖就過量；油炸、燒烤等，讓你吃下一堆裡面不知道含有多少糖、鹽、澱粉、化學添加物等的醬料；還有油品的品質；……。你敢說你吃得很健康嗎？

健康的人這麼吃，已經定型的飲食習慣很難改變，一旦生病，味覺遲鈍了，必須吃更重口味的食物才能滿足口腹之慾，於是不願遵守健康飲食原則，高鹽、高糖、高油的飲食讓病情雪上加霜。

均衡飲食這樣吃

要怎麼吃才算均衡？我們可以參考我國國民健康署與美國農業部提出的健康指南。如果仔細比對這兩張圖片，你會發現，多吃蔬果、好的蛋白質等健康飲食方式，才是最適合現代人的飲食模式。值得注意的是，每個區塊都有控制**鈉、飽和脂肪和添加糖**的含量。

2015年，美國農業部（USDA）推出了第八版飲食指南，這裡以一個簡單實用的方法「餐盤法（My Plate）」說明。

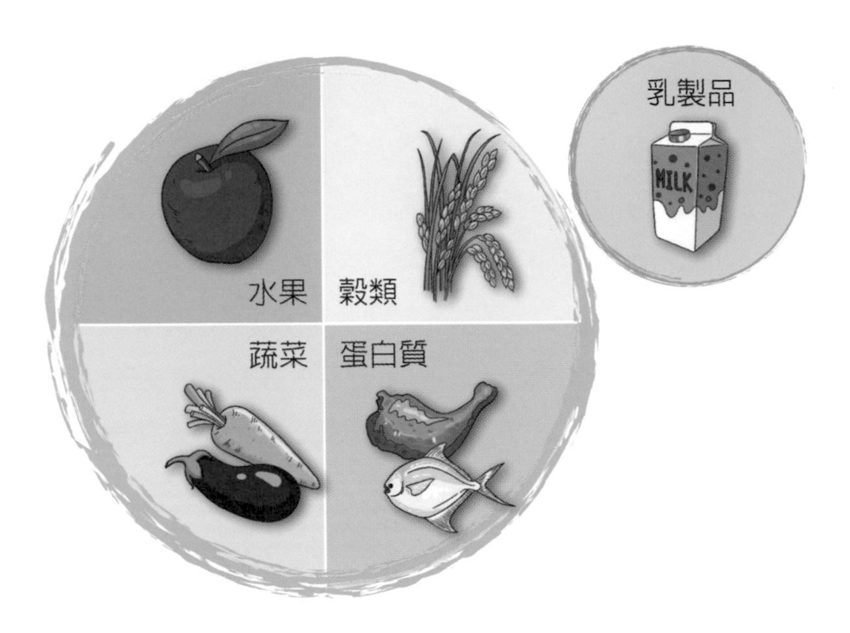

美國飲食指南建議的餐盤法（My Plate）：餐盤分成四塊：水果、蔬菜、穀類、蛋白質，外加小盤乳製品。

- 水果以全水果為主（非絞榨的果汁）。
- 各種蔬菜都要攝取，綠、紅、黃、紫色蔬菜；豆類和根莖類。
- 穀類中的一半應是全穀，如糙米、藜麥、燕麥或全穀麵包。
- 蛋白質可以來自雞鴨豬牛、海鮮、雞蛋等，也可以是豆子、豆製品、堅果等。

・乳製品可以是低脂、不含脂肪的牛奶、酸奶、起司或豆漿。

現在來看國民健康署發展出符合國人營養需求的均衡飲食。

每天早晚喝一杯奶　　每餐水果拳頭大

菜比水果多一點　　飯跟蔬菜一樣多

豆魚蛋肉一掌心　　堅果種子一茶匙

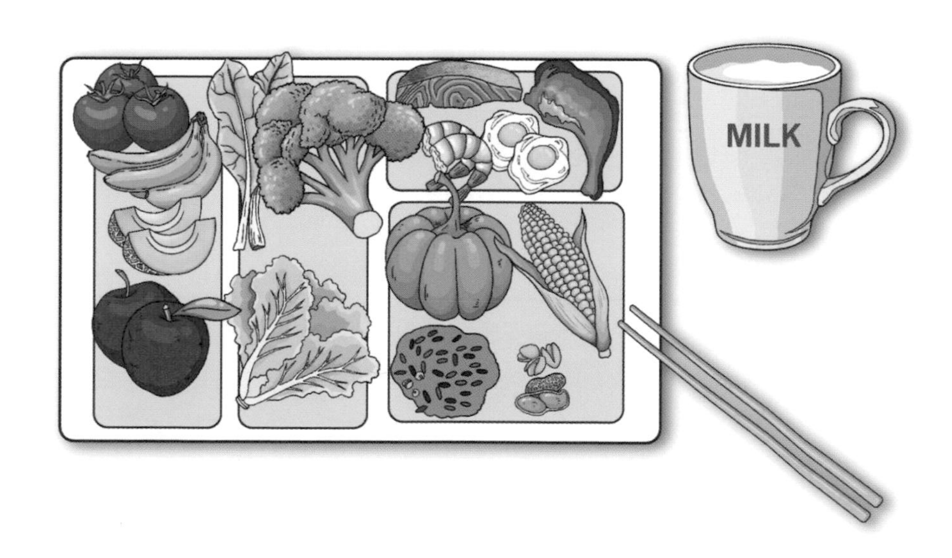

國民健康署表示，「均衡飲食」為維持健康的基礎，每日由飲食中獲得身體所需的各種營養素，且吃入與消耗的熱量達到平衡。「六大類」食物包括全穀雜糧類、豆魚蛋肉類、蔬菜類、水果類、乳品類、油脂及堅果種子類。

此外，國健署也提出6大口訣結合「我的餐盤」比例，確保營養比例均衡。

1、每天早晚1杯奶：乳品，或者起士、無糖優酪乳等食物的攝取。

2、每餐水果拳頭大：1份水果約1個拳頭大，切塊水果約大半碗至1碗，1天應至少攝取2份，並選擇在地、當季、多樣化。

3、菜比水果多一點：青菜攝取量（體積）需比水果多，選擇當季蔬菜，且深色蔬菜需達1/3以上（包括深綠、黃、橙、紅）。

4、飯跟蔬菜一樣多：全穀雜糧類的分量約與蔬菜量相同，盡量以「原型」未加工的全穀雜糧為主，或至少有1/3為未精製全穀雜糧。

5、豆魚蛋肉1掌心：蛋白質食物1掌心約可提供豆魚蛋肉類1.5至2份，優先順序可以是豆類>魚類與海鮮>蛋類>禽肉、畜肉，且應避免加工肉品。

6、堅果種子1茶匙：1份堅果種子約1湯匙量（杏仁果約5粒、花生10粒、腰果5粒），可固定時間攝取或分配於3餐。

糖尿病患和正常人一樣，都需要均衡的六大類飲食法

三少一多（少鹽、少糖、少油、多膳食纖維）的正常飲食可以滿足正常人健康需求。如果**一般人的飲食沒有把握此健康均衡原則，一樣會有糖尿病的風險**。

因此，除了儘量避免攝取空有熱量食物（垃圾食物）之外，**並不需要特別提供一份專屬糖尿病患的飲食模式，和正常人一樣，三少一多非常適合糖尿病人**，也非常適合吃有營養價值的六大類食物，**讓身體恢復正常代謝**。不過如果有特殊需求（想順便減肥），可以和營養師討論每日總熱量與六大類食物的分配。

如果糖尿病患者遵循此健康飲食原則，那麼血糖、血脂、體重都能獲得良好控制，而一般人掌握此飲食原則也可預防慢性病提早上身。

4-5 吃對食物讓身心都健康——低GI飲食

前面章節提供了均衡飲食的建議，但是要怎麼吃會更有利於血糖控制？例如，當兩者熱量差不多，專家為何建議選擇吃糙米飯，而不是白米飯？建議吃全麥土司，而不是白土司？（參考下圖）

因為糙米飯和全麥土司都是屬於低GI食物，低GI食物有助於控制血糖。

什麼是低GI食物？

低GI，就是指**低升糖指數（Glycemic index；GI）**。簡單地說，吃了某種食物會讓血糖快速升高（好消化吸收）就是屬高GI食物（上圖橘色部分），而會**讓血糖可以上升比較慢**、也就是說可以讓血糖長時間可以保持穩定狀態（吸收較慢）的食物就是低GI食物（上圖綠色部分）。

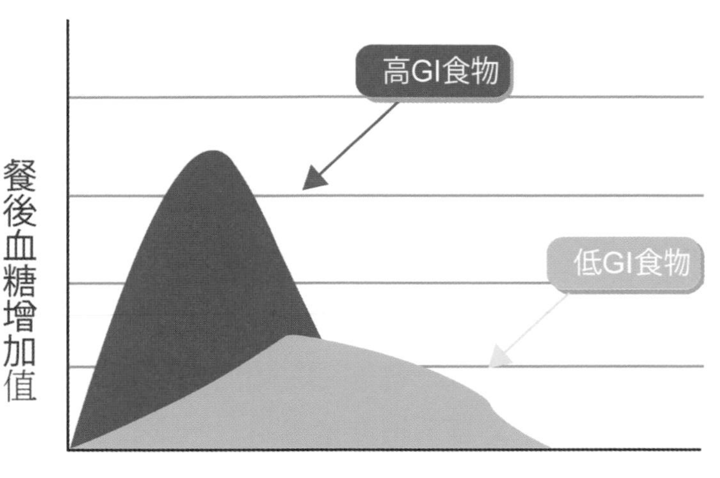

吃低GI食物，可避免血糖大幅波動，尤其是糖尿病患者，有助於控制血糖；另外，**低GI食物因為消化吸收慢長時間維持血糖濃度，可提供較長時間的飽足感**，比較不容易因為血糖快速上升又快速降低（胰島素作用）後又感到飢餓，也有助於體重族控制。

既然談的是血糖，影響血糖的食物來源就是醣類，包含各種澱粉類食物、蔬菜水果等，加工食品中也含各種醣（澱粉、蔗糖等）。食物、加工食品所含的醣類，被人體消化吸收的速度不同，讓血糖上升的速度也不同，因此有各自的GI值。

由下面這張圖，讀者可以看到，糙米飯、全麥土司的GI值比較低，是因為這兩種食物除了含有澱粉（醣類），還**含有大量的膳食纖維，膳食纖維可以讓澱粉的消化吸收較慢**。例如，糙米飯與白米飯熱量幾乎相同，但糙米飯可以讓血糖慢慢上升，能維持較長時間的飽足感，也就是吃糙米飯比較不容易餓。另外，馬鈴薯、山藥、芋頭、南瓜等根莖類食物，不但熱量低，更是低GI食物的來源，含更多的膳食纖維。

低GI食物≠低熱量

低GI食物因為消化吸收慢，是控制血糖的好食物，但不表示可以肆無忌憚的吃，因為**低GI食物並不代表低熱量**。我們以下列圖片舉例說明，腰果、花生等，人體吸收消化的速度較緩慢，屬於低GI食物，但因為是果仁，含高油脂，所以熱量非常高；而油豆腐，是屬於油炸過的加工食品，雖是低GI食物，但熱量也很高。

原型食物，GI值比較低

直接吃水果跟打成果汁，兩者的GI值也不同，**水果是原型食物（看得出它原來是長什麼樣子）**。打成果汁後血糖上升的速度會比吃水果來得快；煮成稀飯後，消化吸收速度也比米飯來得快。果汁、稀飯都要歸類為高GI食物。

食物名稱	熱量	GI值
澱粉（五穀類）		
白米飯	84	356
糙米飯	56	350
吐司	91	264
全麥吐司	50	240
澱粉（根莖類）		
馬鈴薯	90	76
芋頭	64	58
山藥	75	108
南瓜	65	91
蛋白質（肉類）		
培根	49	405
雞肉	45	200
羊肉	45	227
牛肉	46	318
瘦豬肉	45	263
香腸	45	321
烤豬肉	51	171
烤鰻魚	43	293
蛋白質（海鮮類）		
花枝	40	88
蝦子	40	83
牡蠣	45	60
蛋白質（原豆類）		
花生	22	562
腰果	29	576
毛豆	30	135
納豆	33	200
蛋白質（加工豆類）		
油豆腐	43	386
豆腐	42	72

低升糖指數（低GI）飲食法有助穩定血糖

1、較有飽足感、較不容易餓，可避免餐與餐之間又再吃零食。

2、可減少胰島素的分泌，降低胰島素抗阻。

3、協助穩定血糖，降低心血管疾病、高血壓、糖尿病及其併發症。

經由上面資訊，讀者應能理解，藉由食物控制血糖並非不可行。飲食控制好，再加上運動的輔助，血糖就可以更穩當了。

4-6 應該起來動一動了

專業的糖尿病醫師曾說：「糖尿病的治療1/3靠藥物，剩下的2/3則是靠飲食與運動」，顯示運動是緩解高血糖的重要方法。

人類是動物，是必須活動身體的動物，如果缺少了運動，人類無法維持健康。有研究顯示，運動可以增加身體對胰島素的敏感度，**每週150分鐘的步行，可以降低37%的飯後血糖值**。

肌肉是全身消耗能量最多的組織之一，意思是肌肉會消耗更多的血糖。只要動起來，肌肉收縮需要消耗葡萄糖產生能量，身體可以更有效率利用胰島素（提升胰島素的敏感度），加速血液中的葡萄糖進入細胞讓細胞利用，因此有助血糖的控制。

甚至有科學家認為，只要一運動，血液中的葡萄糖甚至不需要借助胰島素就能進入肌肉細胞內，成為能量供細胞利用。對於想要降低血糖的人而言，有什麼會比不用靠胰島素就可以將血液中的葡萄糖消耗掉，更令人驚喜的呢？

多運動可以增加肌肉量，肌肉量大又能消耗更多的血糖，這是正向循環。

至於運動要到何種程度呢？只要是中等強度的運動都是不錯的選擇，例如：游泳、騎腳踏車、快走、慢跑或有氧舞蹈、太極拳等。

有沒有發現這個章節比較短？不用說太多，「坐而言不如起而行」，趕緊站起來，走出去，開始運動吧？

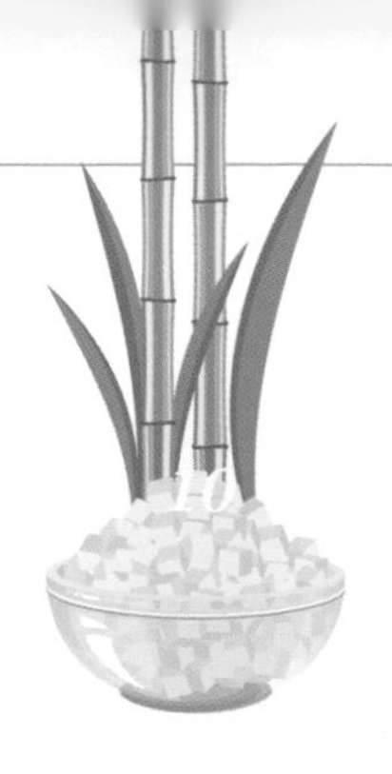

正確的醫療概念

人會老化，所有的器官都跟著老化，關係到胰島素分泌的胰臟也會因為慢慢退化而使胰島素分泌不足，最終導致糖尿病的發生。根據統計，全臺灣已經有超過200萬糖尿病患者，隨著邁入高齡化社會，越來越多人可能因為老化而罹患糖尿病。

衛生福利部國民健康署**流行病學調查已經確認糖尿病盛行率會隨年齡上升而增加，65歲以上人口糖尿病的盛行率約為18%**，更令人擔心的是，根據調查，年長的糖尿病患者有46.6%同時罹患慢性腎臟病，視網膜病變的盛行率也達26.5%，**這些都是糖尿病嚴重的併發症**。

事實上有為數不少的長者（甚至是青壯年）根本不知道自己已經罹患糖尿病，甚至有不少人是在**健康檢查時「不小心發現」糖尿病**。不只是臺灣，世界各國都正面臨「血糖控制」挑戰，防治糖尿病已成為全世界重要的公衛議題。

我該怎麼知道自己會不會罹患糖尿病（糖尿病前期）

既然糖尿病是屬於「慢性病」，表示**這個疾病是「慢慢發生」，它需要時間慢慢累積**。表示在被確診之前，身體會給「警訊」、會一點一滴慢慢有所變化，而這些訊息可能不明顯，所以自己也難察覺。往往在發現可能有糖尿病時，表示已經處於高血糖好一段時間了。如果您是屬於糖尿病高危險群，更應該留意身體些微的變化。

1、有糖尿病家族史，一等親有人罹患糖尿病

2、空腹8小時血糖值介於100～125mg/dl

3、糖化血色素（A1c）＞5.7%

4、年齡≧45歲

5、體重過重（BMI≧24）或肥胖（BMI≧27）

6、缺乏運動（每周運動少於150分鐘）

7、有心血管疾病（高血壓）或高血脂

8、曾罹患妊娠性糖尿病

*資料來源：
行政院衛生署國民健康局發行的「糖尿病與我」手冊

如果要早期發現糖尿病，**定期監測「血糖」、「糖化血色素」是最方便有效率的方式**，因為只要抽血檢查就可以了。而**健康檢查可以比較全面性看待當下身體狀況**。不論簡單或較複雜的檢查，應該要認真看待這些數據，因為它可以告訴你很多事，而不是只把它們當作一些數字（紅字）而已。既然投入了時間、金錢，不妨花點時間和醫師討論，找個最適合自己的保健方法，讓未來的日子走得更美好。

附註：至於糖尿病的名稱「尿中有糖」並不完全可靠。尿液檢查與糖尿病相關的項目包含尿蛋白、尿糖、尿酮體等，尿中有糖有可能意味著超過腎臟回收葡萄糖的能力，有可能是攝取太多含糖量高的食物，產生暫時性血糖升高，會使尿糖呈現陽性（生理性糖尿）；或大面積燒傷、重大手術、大失血或敗血症時，可能有短暫尿糖發生（生病反應性糖尿），尿中有糖需詳查原因。

已經被確診罹患糖尿病

糖尿病本身並不可怕，其**最可怕之處在於併發症：神經視網膜病變、腎臟病變、血管病變等**。雖然說糖尿病藥物是由醫師決定，但是對糖尿病等慢性疾病而言，照顧的好壞，**要由病人承擔最主要的責任**，因為醫師無法逼你吃藥（或注射藥物）也不能限制你什麼不能吃、更沒有辦法押著你去運動。

即使現在醫療技術進步神速，糖尿病目前還無法根治，但是想成功穩定糖尿病的關鍵並不是特定藥物或手術的效果，而是正確觀念。所以遵從醫師指示、按時吃藥（注射胰島素）、控制飲食、每天運動、量血糖，便能將血糖控制在理想範圍內，也能過著有品質的生活。

參考資料

1.What Are Advanced Glycation End Products(AGEs)?
2.Modern diets are linked to high levels of AGEs
3.The role of glycation in the pathogenesis of aging and its prevention through herbal products and physical exercise
4.Serum advanced glycation end products(AGEs)are associated with insulin resistance
5.Advanced glycation end products. Key players in skin aging?
6.Biochemistry and Pathophysiology of Glycation of DNA: Implications in Diabetes
7.Diet low in advanced glycation end products increases insulin sensitivity in healthy overweight individuals: a double-blind, randomized, crossover trial
8.Insulin Resistance as a Physiological Defense Against Metabolic Stress: Implications for the Management of Subsets of Type 2 Diabetes
9.Key structural and functional differences between early and advanced glycation products
10.Glycation & Insulin Resistance: Novel Mechanisms and Unique Targets?
Advanced glycation end products and insulin resistance.
11.What you need to know about carbs

12.Good Carbs, Bad Carbs — How to Make the Right Choices
13.Carbohydrates and diabetes: What you need to know
14.Carbohydrates and Diabetes
15.Why Carbohydrates Are So Important in Diabetes
16.Carbohydrate Controlled Diets
17.Dietary carbohydrate restriction as the first approach in diabetes management: Critical review and evidence base
18.Glycation vs. glycosylation: a tale of two different chemistries and biology in Alzheimer's disease.
19.Why Does Obesity Cause Diabetes?
20.How Does Obesity Cause Type 2 Diabetes?
21.How Diabetes Causes Blindness
22.Diabetic retinopathy
23.Watch Out for Diabetic Retinopathy
24.Mechanism linking diabetes mellitus and obesity
25.Diabetes and Obesity
26.Diabetes and high blood pressure
27.The link between diabetes and hypertension
28.Type 2 Diabetes and High Blood Pressure: What's the Connection?
29.Obesity, Inflammation, and Insulin Resistance
30.The Relationship Between Obesity, Diabetes and the Heart
31.Obesity and Type 2 Diabetes: What Can Be Unified and What Needs to Be Individualized?

32.Obesity and diabetes: the slow-motion disaster Keynote address at the 47th meeting of the National Academy of Medicine
33.Obesity, Metabolic Syndrome and Diabetes: Cardiovascular Implications and Therapy
34.Obesity, Inflammation and Diet
35.Obesity and inflammation: the linking mechanism and the complications
36.Obesity and Inflammation: Epidemiology, Risk Factors, and Markers of Inflammation
37.Low-grade inflammation and its relation to obesity and chronic degenerative diseases
38.Adapting to obesity with adipose tissue inflammation
39.Being overweight causes hazardous inflammations
40.Obesity-induced chronic low grade inflammation: Gastrointestinal and adipose tissue crosstalk
41.Diabetes and Alzheimer's linked
42.Type 2 Diabetes, Cognition, and Dementia in Older Adults: Toward a Precision Health Approach
43.Diabetes-Related Dementia.
44.Association between diabetes and causes of dementia: Evidence from a clinicopathological study
45.Diabetes and Chronic Kidney Disease
46.Kidney Disease and Diabetes

47.Diabetes Management Issues for Patients With Chronic Kidney Disease
48.Extracellular matrix glycation and receptor for advanced glycation end-products activation: a missing piece in the puzzle of the association between diabetes and cancer.
49.Advanced Glycation End Products: are exposures associated with colorectal cancer risk and survival?
50.Cancer Malignancy Is Enhanced by Glyceraldehyde-Derived Advanced Glycation End-Products
51.Correlation of the Serum Insulin and the Serum Uric Acid Levels with the Glycated Haemoglobin Levels in the Patients of Type 2 Diabetes Mellitus
52.Glycation-induced inactivation of aspartate aminotransferase, effect of uric acid
53.Serum Uric Acid Levels were Dynamically Coupled with Hemoglobin A1c in the Development of Type 2 Diabetes
54.Effects of Uric Acid on Diabetes Mellitus and Its Chronic Complications
55.What You Need To Know About Sleep Disorders And Diabetes
56.The Sleep-Diabetes Connection
57.Type 2 Diabetes and Sleep
58.Vitamins and Minerals for Diabetes - Diabetes UK
59.The Basic 6 Vitamins and Minerals for Diabetes
60.Select Vitamins and Minerals in the Management of Diabetes

61.The Role for Vitamin and Mineral Supplements in Diabetes Management
62.Vitamins and Type 2 Diabetes Mellitus
63.Dietary Fiber Intake and Type 2 Diabetes Mellitus: An Umbrella Review of Meta-analyses
64.Dietary Fiber for the Treatment of Type 2 Diabetes Mellitus: A Meta-Analysis
64.The Role of Fiber in Diabetes Management
66.Effects of phytochemicals against diabetes
67.Phytochemicals for Diabetes Management
68.Beneficial Effects of Commonly Used Phytochemicals in Diabetes Mellitus
69.Bitter Melon — Fruit's Role in Diabetes Management Is Promising But Uncertain
70.10 Reasons Why Bitter Melon Can Help With Diabetes
71.Rhizoma coptidis as a Potential Treatment Agent for Type 2 Diabetes Mellitus and the Underlying Mechanisms: A Review
72.The Antihyperglycemic Effects of Rhizoma Coptidis and Mechanism of Actions: A Review of Systematic Reviews and Pharmacological Research
73.Effect of Rhizoma coptidis(Huang Lian)on Treating Diabetes Mellitus
74.Ginseng on Hyperglycemia: Effects and Mechanisms
75.Effects of Ginseng on Blood Sugar

76.Sugar Addiction: From Evolution to Revolution
77.Sugar addiction: is it real? A narrative review
78.Glycemic Index and Diabetes
79.Glycaemic index and diabetes | Diabetes UK
80.Diabetes: Eating Low-Glycemic Foods
81.衛生福利部國民健康署

國家圖書館出版品預行編目資料

減糖新生活，讓你抗老抗糖化／簡光廷、劉蕙毓、黃詩茜合著. --初版.--臺中市：白象文化，2021.2
面； 公分
ISBN 978-986-5559-55-7（平裝）
1.健康飲食 2.糖
411.3 109019710

減糖新生活，讓你抗老抗糖化

作　　者　簡光廷、劉蕙毓、黃詩茜
校　　對　簡光廷、劉蕙毓、黃詩茜
專案主編　黃麗穎
出版編印　吳適意、林榮威、林孟侃、陳逸儒、黃麗穎
設計創意　張禮南、何佳諠
經銷推廣　李莉吟、莊博亞、劉育姍、王堉瑞
經紀企劃　張輝潭、洪怡欣、徐錦淳、黃姿虹
營運管理　林金郎、曾千熏
發 行 人　張輝潭
出版發行　白象文化事業有限公司
412臺中市大里區科技路1號8樓之2（臺中軟體園區）
出版專線：（04）2496-5995　傳真：（04）2496-9901
401臺中市東區和平街228巷44號（經銷部）
購書專線：（04）2220-8589　傳真：（04）2220-8505
印　　刷　基盛印刷工場
初版一刷　2021年2月
定　　價　300元